Ősi Ízek
A Paleo Kulináris Kincsestár

Petra Novák

Index

Grillezett szelet steak aprított gyökérzöldséghash-sel 10
Ázsiai hús és zöldség rántva 12
Cédrus deszka filé ázsiai salátával és salátával 14
Grillezett Tri-Tip steak karfiol Peperonata 17
Lapos steak al poivre gombás-dijoni szósszal 19
steakeket 19
Szósz 19
Grillezett steak chipotle karamellizált hagymával és petrezselymes salátával 22
steakeket 22
Petrezselymes saláta 22
karamellizált hagyma 22
Grillezett Ribeyes gyógynövényes hagymával és fokhagymás "vajjal" 25
Ribeye saláta grillezett céklával 27
Koreai stílusú tarja párolt káposztával és gyömbérrel 29
Marhaborda citrusfélékkel és édeskömény gremolatával 32
Borda 32
Sült sütőtök 32
gremolata 32
Svéd stílusú marhahamburgerek mustáros-kapros uborkasalátával 35
Uborkasaláta 35
Marha hamburgerek 35
Rukkolában fojtott marhahamburger sült gyökérzöldségekkel 39
Grillezett marhahús hamburgerek paradicsommal szezámhéjban 42
Burgerek egy pálcán Baba Ghanoush szósszal 45
Füstölt töltött paprika 47
Bölény hamburgerek cabernet hagymával és rukkolával 49
Bölény és bárányfasírt mángold és édesburgonyával 52
Bölény húsgombóc ribizli-almaszósszal cukkini pappardelle-vel 55
Húsgolyók 55
Almás ribizli szósz 55
Cukkini pappardelle 55

Bölény-Porcini Bolognai sült fokhagymás spagettivel 58
Bölény chili marhahússal 60
Marokkói fűszeres bölény steak grillezett citrommal 62
Bölény karaj sült Provence-i gyógynövényekkel 63
Kávéban párolt bölény rövid tarja mandarin gremolatával és zeller gyökérpürével 65
pácolt 65
Saute 65
Marha csontleves 68
Tunéziai fűszerekkel fűszerezett sertéslapocka fűszeres édesburgonya krumplival 70
Sertéshús 70
Sültkrumpli 70
Kubai grillezett sertés lapocka 73
Olasz sertéssült fűszerekkel és zöldségekkel 76
Slow Cooker Sertésvakond 78
Fűszeres sertéshús köménnyel és tökpörkölttel 80
Gyümölccsel töltött hátszín sült konyakmártással 82
Sütni 82
Pálinkaszósz 82
Porchetta stílusú sertéssült 85
Sült sertéskaraj paradicsommal 87
Sárgabarackgal töltött sertés karaj 89
Fűszerfüves sertéskaraj ropogós fokhagymás olajjal 91
Indiai fűszerezett sertéshús kókuszszósszal 93
Sertés ecalope almával és fűszerezett gesztenyével 94
Párolt sertés fajita 97
Sertés karaj portói borral és szilvával 98
Moo Shu stílusú sertés saláta csészékben, gyors ecetes zöldségekkel 100
Ecetes zöldségek 100
Sertéshús 100
Sertésszelet makadámiával, zsályával, fügével és édesburgonyapürével 102
Serpenyőben sült rozmaring és levendula sertésborda szőlővel és pörkölt dióval 104
Fiorentina sertésszelet grillezett brokkolival 106
Endíviával töltött sertésszelet 108

Dijon-Pecan Crusted sertésszelet 111
Pekándiós sertéshús spenóttal és áfonyasalátával 113
Sertésszelet édes-savanyú vörös káposztával 115
Fejes káposzta 115
Sertéshús 115
Párolt pulykamell metélőhagyma Scampi szósszal 117
Sült pulykacomb gyökérzöldségekkel 119
Fűszeres pulykafasírt karamellizált hagymás ketchuppal és sült káposzta szeletekkel 121
Pulyka posole 123
csirke csontleves 125
Áfonya és sült répa saláta 127
Sült sárgarépa és paszternák leves Garam Masala diós krutonnal 129
Krémes zellergyökérleves gyógynövényolajjal 132
Sült Delicata squash és spenót saláta 135
Ropogós brokkolis saláta 137
Grillezett gyümölcssaláta snidlinges vinaigrette-vel 140
Ropogós currys karfiol 142
Neoklasszikus Waldorf saláta 144
Roston sült Romaine szívek bazsalikom zöld istennő öntettel 146
Rukkola és gyógynövény saláta buggyantott tojással 148
Örökös paradicsom- és görögdinnye saláta rózsaszín borssal 150
Kelbimbó és almás saláta 154
Borotvált kelbimbó saláta 155
Mexikói saláta 156
Édeskömény saláta 158
Tejszínes sárgarépa és karalábé saláta 159
Fűszerezett sárgarépa saláta 161
rukkola pesto 164
Bazsalikom pesto 165
koriander pesto 166
Salátaöntetek 167
Fényes citrusos vinaigrette 168
Klasszikus francia vinaigrette 169
Mangós és citromos salátaöntet 170

Pörkölt fokhagymás vinaigrette 171
Pörkölt fenyőmag szósz 172
Fűszer 173
Dijon stílusú mustár 174
Harissa 176
Paleo ketchup 178
Barbecue szósz 180
Chimichurri szósz 182
Paleo Mayo 183
Fűszeres keverékek 185
Citromfűfűszer 186
Mediterrán fűszerezés 187
Mexikói fűszerezés 188
Füstölt fűszerezés 189
Cajun fűszerezés 190
Jamaicai Jerk fűszerezés 191
Citrus-édeskömény salsa 193
Ropogós avokádó salsa 195
Édes hagymás és uborkás salsa mentával és Thai Chilével 197
Grillezett ananász Salsa Verde 198
Rubinvörös répa salsa 199
Krémek és vajak 200
Kesudió krém 201
Fenyőmagvaj 202
Csokoládéval bevont almachips 203
Vaskos chutney stílusú almaszósz 206
Sült körte morzsa 208
Zöld tea és gyömbér buggyantott körte narancs- és mangópürével 211
Datolyaszilva fahéjjal és körte szósszal 213

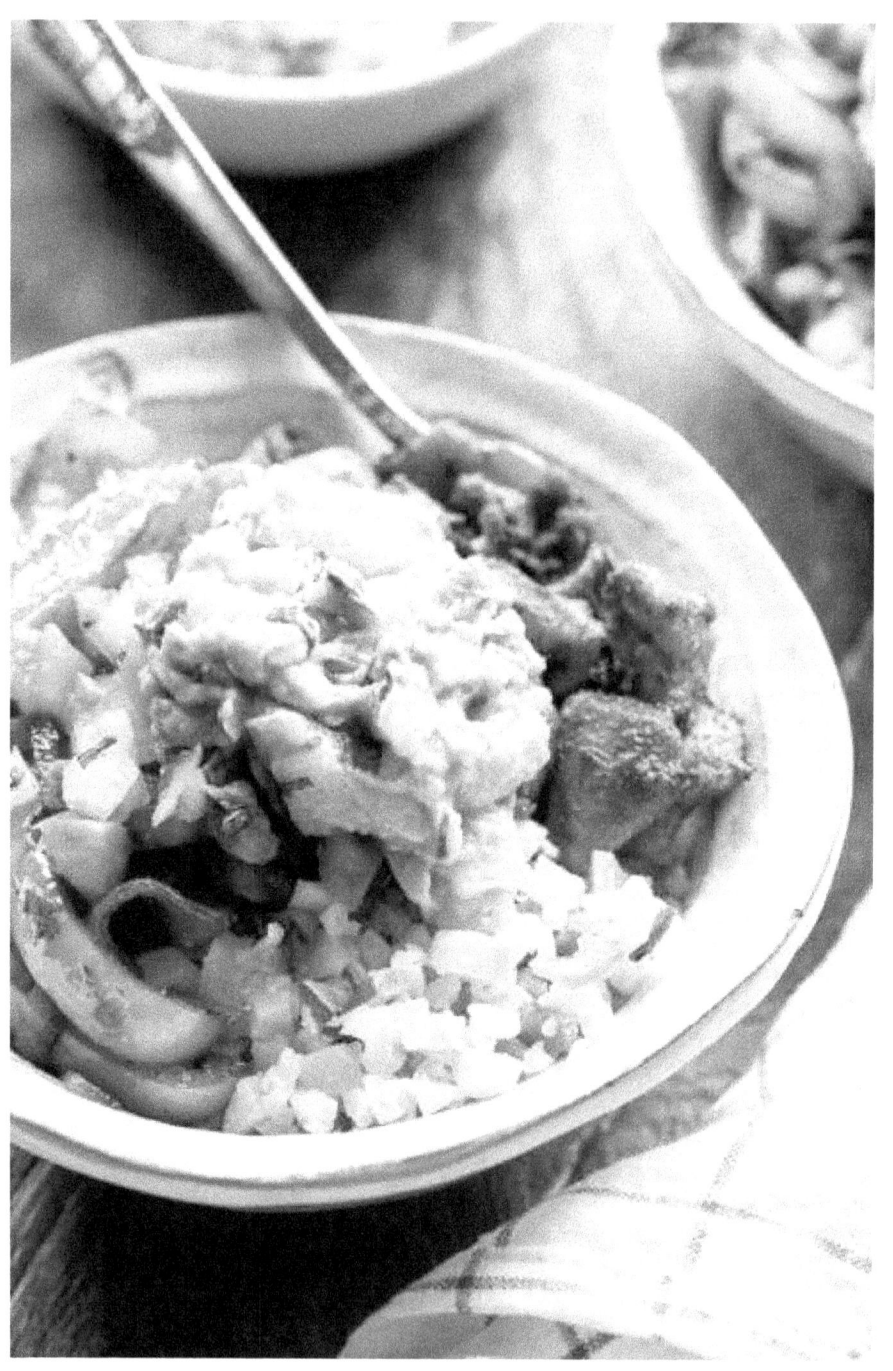

GRILLEZETT SZELET STEAK APRÍTOTT GYÖKÉRZÖLDSÉGHASH-SEL

KÉSZÍTMÉNY:20 perc pihentetés: 20 perc grillezés: 10 perc pihentetés: 5 perc Elkészítés: 4 adag

A CSÍKOS STEAK TEXTÚRÁJA NAGYON LÁGY,ÉS A STEAK EGYIK OLDALÁN LÉVŐ KIS ZSÍRCSÍK ROPOGÓSSÁ ÉS FÜSTÖSSÉ VÁLIK A GRILLEN. AZ ÁLLATI ZSÍRRÓL VALÓ GONDOLKODÁSOM MEGVÁLTOZOTT AZ ELSŐ KÖNYVEM ÓTA. HA RAGASZKODIK A PALEO® DIÉTA ALAPELVEIHEZ, ÉS A TELÍTETT ZSÍROKAT NAPI KALÓRIÁJÁNAK 10-15 SZÁZALÉKÁN TARTJA, AZ NEM NÖVELI A SZÍVBETEGSÉGEK KOCKÁZATÁT – SŐT, ENNEK AZ ELLENKEZŐJE IS IGAZ LEHET. AZ ÚJ INFORMÁCIÓK ARRA UTALNAK, HOGY AZ LDL-KOLESZTERINSZINT EMELKEDÉSE VALÓBAN CSÖKKENTHETI A SZISZTÉMÁS GYULLADÁST, AMELY A SZÍVBETEGSÉG KOCKÁZATI TÉNYEZŐJE.

- 3 evőkanál extra szűz olívaolaj
- 2 evőkanál reszelt friss retek
- 1 teáskanál finomra reszelt narancshéj
- ½ teáskanál őrölt kömény
- ½ teáskanál fekete bors
- 4 szelet steak (más néven bélszín), körülbelül 1 hüvelyk vastagra vágva
- 2 közepes manióka, meghámozva
- 1 nagy édesburgonya, meghámozva
- 1 közepes fehérrépa, meghámozva
- 1 vagy 2 medvehagyma finomra vágva
- 2 gerezd fokhagyma, apróra vágva
- 1 evőkanál apróra vágott friss kakukkfű

1. Egy kis tálban keverj össze 1 evőkanál olajat, tormát, narancshéjat, köményt és ¼ teáskanál borsot. A keveréket

a steakekre kenjük; fedjük le és hagyjuk szobahőmérsékleten 15 percig.

2. Ezalatt a hashhoz reszelőlapáttal felszerelt dobozos reszelővel vagy konyhai robotgéppel lereszeljük a paszternákot, az édesburgonyát és a fehérrépát. Helyezze az apróra vágott zöldségeket egy nagy tálba; adjunk hozzá medvehagymát. Egy kis tálban keverje össze a maradék 2 evőkanál olajat, a maradék ¼ teáskanál borsot, a fokhagymát és a kakukkfüvet. Csepegtesse a zöldségekre; összeforgatjuk, hogy jól elkeveredjen. Hajtson félbe egy 36 × 18 hüvelykes alufóliadarabot, hogy dupla vastagságú alumíniumfóliát kapjon, amely 18 × 18 hüvelyk méretű. Helyezze a zöldségkeveréket a fólia közepére; Hozza ki a fólia ellentétes széleit, és dupla hajtogatással zárja le. Hajtsa be a maradék széleket, hogy teljesen beburkolja a zöldségeket, és hagyjon helyet a gőz kialakulásának.

3. Faszén- vagy gázgrill esetén helyezze a steakeket és a fóliacsomagot közvetlenül a grillre közepes lángon. Fedje le és süsse meg a steakeket 10-12 percig közepesen ritka (145 °F) vagy 12-15 percig közepesen (160 °F), a grillezés felénél egyszer fordítsa meg. Grillezze a csomagot 10-15 percig, vagy amíg a zöldségek megpuhulnak. Hagyja a steakeket 5 percig pihenni, amíg a zöldségek elkészülnek. Osszuk el a növényi hash-t négy tálaló tányérra; tetejét steakekkel.

ÁZSIAI HÚS ÉS ZÖLDSÉG RÁNTVA

KÉSZÍTMÉNY:30 perc főzés: 15 perc: 4 adag

AZ ÖTFŰSZERES POR SÓMENTES FŰSZERKEVERÉKSZÉLES KÖRBEN HASZNÁLJÁK A KÍNAI KONYHÁBAN. EGYENLŐ ARÁNYBAN ŐRÖLT FAHÉJBÓL, SZEGFŰSZEGBŐL, ÉDESKÖMÉNYMAGBÓL, CSILLAGÁNIZSBÓL ÉS SZÉCHWANI BORSBÓL ÁLL.

1½ font csont nélküli hátszín vagy kicsontozott marhahús kerek steak, 1 hüvelyk vastagra vágva

1 ½ teáskanál ötfűszeres por

3 evőkanál finomított kókuszolaj

1 kis vöröshagyma, vékony szeletekre vágva

1 kis marék spárga (körülbelül 12 uncia), vágva és 3 hüvelykes darabokra vágva

1 ½ csésze narancssárga és/vagy sárga sárgarépa julienne csíkokra vágva

4 gerezd fokhagyma apróra vágva

1 teáskanál finomra reszelt narancshéj

¼ csésze friss narancslé

¼ csésze marhahús csontleves (lásdbevételt) vagy sózatlan húsleves

¼ csésze fehérborecet

¼-½ teáskanál törött pirospaprika

8 csésze durvára vágott napa káposzta

½ csésze sózatlan mandulaszelet vagy sótlan kesudió, durvára vágva, pirítva (lásd a tippet, 57. oldal)

1. Kívánt esetben a húst részben fagyassza le, hogy könnyebb legyen a vágás (kb. 20 perc). A húst nagyon vékony szeletekre vágjuk. Egy nagy tálban keverjük össze a marhahúst és az ötfűszerport. Egy nagy wokban vagy egy extra nagy serpenyőben melegíts fel 1 evőkanál kókuszolajat közepesen magas lángon. Adjuk hozzá a hús felét; főzzük és keverjük 3-5 percig, vagy amíg aranybarna

nem lesz. Tegye át a húst egy tálba. Ismételje meg a maradék hússal és további 1 evőkanál olajjal. Tegye át a húst a tálba a többi főtt hússal együtt.

2. Ugyanabban a wokban adjunk hozzá maradék 1 evőkanál olajat. Adjunk hozzá hagymát; főzzük és keverjük 3 percig. Adjunk hozzá spárgát és sárgarépát; főzzük és keverjük 2-3 percig, vagy amíg a zöldségek ropogós puhák lesznek. Adjuk hozzá a fokhagymát; főzzük és keverjük még 1 percig.

3. A szószhoz egy kis tálkában keverjük össze a narancshéjat, a narancslevet, a marhacsontlevest, az ecetet és a törött pirospaprikát. Adjuk hozzá a szószt és az összes húst levével egy tálba a wok zöldségekhez. Főzzük és keverjük 1-2 percig, vagy amíg át nem melegszik. Egy lyukas kanál segítségével tegyük át a marhahús zöldségeket egy nagy tálba. Fedjük le, hogy melegen tartsuk.

4. A mártást fedő nélkül, közepes lángon 2 percig főzzük. Adjunk hozzá káposztát; főzzük és keverjük 1-2 percig, vagy amíg a káposzta éppen megfonnyad. Osszuk el a káposztát és az esetleges főzőlevet négy tányéron. Egyenletesen bevonjuk a húskeverékkel. Megszórjuk dióval.

CÉDRUS DESZKA FILÉ ÁZSIAI SALÁTÁVAL ÉS SALÁTÁVAL

ELNYEL:1 óra elkészítés: 40 perc grillezés: 13 perc pihentetés: 10 perc készítés: 4 adag.

A NAPA KÁPOSZTÁT NÉHA KÍNAI KÁPOSZTÁNAK IS NEVEZIK.GYÖNYÖRŰ, RÁNCOS KRÉMSZÍNŰ LEVELEI ÉLÉNK SÁRGÁSZÖLD HEGYEKKEL. FINOM, ENYHE ÍZE ÉS ÁLLAGA – EGÉSZEN MÁS, MINT A KEREK FEJES KÁPOSZTA VIASZOS LEVELEI –, ÉS NEM MEGLEPŐ MÓDON TERMÉSZETES AZ ÁZSIAI STÍLUSÚ ÉTELEKBEN.

1 nagy cédrus deszka
¼ uncia szárított shiitake gomba
¼ csésze dióolaj
2 teáskanál apróra vágott friss gyömbér
2 teáskanál őrölt pirospaprika
1 teáskanál őrölt székelypaprika
¼ teáskanál ötfűszeres por
4 gerezd fokhagyma apróra vágva
4 4-5 uncia marha hátszín steak, ¾-1 hüvelyk vastagra vágva
Ázsiai saláta (lásdbevételt, lent)

1. Helyezze a táblát a vízbe; súlyozzuk le, és áztassuk legalább 1 órán át.

2. Közben az ázsiai szószhoz egy kis tálkában a szárított shiitake gombát forrásban lévő vízzel felöntjük; hagyjuk állni 20 percig, hogy újra hidratálódjon. A gombát lecsepegtetjük, és konyhai robotgépbe tesszük. Adjuk hozzá a dióolajat, a gyömbért, a törött pirospaprikát, a szecsuáni borsot, az ötfűszeres port és a fokhagymát. Fedjük le, és addig dolgozzuk, amíg a gombát fel nem

vágjuk, és az összetevőket össze nem keverjük; félrehagyva.

3. Csepegtesse le a deszkát a grillrácsról. Faszén grill esetén közepes hőmérsékletű szenet helyezzen el a grill kerülete mentén. Helyezze a deszkát a grillre, közvetlenül a parázsra. Fedjük le és grillezzük 3-5 percig, vagy amíg a deszka recsegni és füstölni kezd. Helyezze a steakeket a grillre, közvetlenül a parázsra; grillezzük 3-4 percig, vagy amíg aranybarna nem lesz. Tegye át a steakeket a vágódeszkára, sült felükkel felfelé. Helyezze a táblát a grill közepére. Osszuk el az Asian Slathert a steakek között. Fedjük le, és grillezzük 10-12 percig, vagy amíg a steakbe vízszintesen behelyezett azonnali leolvasású hőmérő 130 °F-ot nem mutat. (Gázgrillezés esetén melegítse elő a grillt. Csökkentse a hőt közepesre. Helyezze a lecsepegtetett deszkát a grillre; fedje le. és grillezzük 3-5 percig, vagy amíg a tábla recsegni és füstölni kezd. Helyezze a steakeket a grillre 3-4 percre, vagy addig, amíg a steakeket megsült felükkel felfelé helyezze át a vágódeszkára. Állítsa be a grillt közvetett sütéshez; Helyezze a deszkát a steakekkel a kikapcsolt égőre. A feltétet elosztjuk a steakek között. Fedjük le és grillezzük 10-12 percig, vagy amíg a steakbe vízszintesen behelyezett azonnali leolvasású hőmérő 130°F-ot nem mutat.)

4. Vegye ki a steakeket a grillről. A steakeket lazán fedjük le alufóliával; 10 percig pihentetjük. Vágja a steakeket ¼ hüvelyk vastag szeletekre. Tálaljuk a steaket az ázsiai saláta mellé.

Ázsiai saláta: Dobj egy nagy tálba 1 közepes fejes napa káposztát vékonyra szeletelve; 1 csésze apróra vágott vörös káposzta; 2 sárgarépa, meghámozva és julienne csíkokra vágva; 1 piros vagy sárga paprika kimagozva és nagyon vékony szeletekre vágva; 4 metélőhagyma vékony szeletekre vágva; 1-2 serrano chili kimagozva és apróra vágva (lásd tipp); 2 evőkanál apróra vágott koriander; és 2 evőkanál apróra vágott mentát. A szószhoz aprítógépben vagy turmixgépben keverj össze 3 evőkanál friss citromlevet, 1 evőkanál reszelt friss gyömbért, 1 gerezd darált fokhagymát és ⅛ teáskanál ötfűszeres port. Fedjük le és dolgozzuk simára. Járó processzor mellett fokozatosan adjunk hozzá ½ csésze dióolajat, és dolgozzuk simára. Adjunk hozzá 1 metélőhagymát vékonyra szeletelve a szószhoz. Meglocsoljuk a salátát, és bevonjuk.

GRILLEZETT TRI-TIP STEAK KARFIOL PEPERONATA

KÉSZÍTMÉNY:25 perc főzés: 25 perc: 2 adag

A PEPERONATA HAGYOMÁNYOSAN LASSAN SÜLT RAGUPAPRIKA HAGYMÁVAL, FOKHAGYMÁVAL ÉS FŰSZERNÖVÉNYEKKEL. EZ A KARFIOLLAL EGÉSZSÉGESEBB, GYORS RÁNTHATÓ VÁLTOZAT KÖRETKÉNT ÉS KÖRETKÉNT IS SZOLGÁL.

2 4-6 uncia háromvégű steak, ¾-1 hüvelyk vastagra vágva

¾ teáskanál fekete bors

2 evőkanál extra szűz olívaolaj

2 piros és/vagy sárga paprika kimagozva és felszeletelve

1 medvehagyma, vékonyra szeletelve

1 teáskanál mediterrán fűszerezés (lásd bevételt)

2 csésze kis karfiol rózsa

2 evőkanál balzsamecet

2 teáskanál apróra vágott friss kakukkfű

1. Szárítsa meg a steakeket papírtörlővel. A steakeket megszórjuk ¼ teáskanál fekete borssal. Egy nagy serpenyőben hevíts fel 1 evőkanál olajat közepesen magas lángon. Add steakeket a serpenyőbe; csökkentse a hőt közepesre. A steakeket 6-9 percig közepesen ritka (145°F) sütjük, időnként megfordítva. (Ha a hús túl gyorsan megbarnul, csökkentse a hőt.) Vegye ki a steakeket a serpenyőből; fóliával lazán letakarjuk, hogy meleg legyen.

2. A peperonatához adjuk hozzá a maradék 1 evőkanál olajat a serpenyőbe. Adjuk hozzá a borsot és a metélőhagymát. Megszórjuk mediterrán ételízesítővel. Közepes lángon főzzük körülbelül 5 percig, vagy amíg a paprika megpuhul,

időnként megkeverve. Adjuk hozzá a karfiolt, a balzsamecetet, a kakukkfüvet és a maradék ½ teáskanál fekete borsot. Fedjük le és főzzük 10-15 percig, vagy amíg a karfiol megpuhul, időnként megkeverve. Tegye vissza a steakeket a serpenyőbe. A peperonata keveréket kanalazzuk a steakekre. Azonnal tálaljuk.

LAPOS STEAK AL POIVRE GOMBÁS-DIJONI SZÓSSZAL

KÉSZÍTMÉNY:15 perc főzés: 20 perc: 4 adag

EZ A FRANCIA IHLETÉSŰ STEAK GOMBAMÁRTÁSSALALIG TÖBB MINT 30 PERC ALATT AZ ASZTALRA KERÜLHET – ÍGY REMEK VÁLASZTÁS EGY GYORS HÉTVÉGI ÉTKEZÉSHEZ.

STEAKEKET

3 evőkanál extra szűz olívaolaj
1 kilós kis spárga lándzsa, vágva
4 db 6 uncia lapos vas steak (csontozott marha lapocka)*
2 evőkanál apróra vágott friss rozmaring
1½ teáskanál törött fekete bors

SZÓSZ

8 uncia szeletelt friss gomba
2 gerezd fokhagyma, apróra vágva
½ csésze marhacsontleves (lásd bevételt)
¼ csésze száraz fehérbor
1 evőkanál dijoni mustár (lásd bevételt)

1. Egy nagy serpenyőben melegíts fel 1 evőkanál olívaolajat közepesen magas lángon. Adjunk hozzá spárgát; főzzük 8-10 percig, vagy amíg ropogós nem lesz, időnként fordítsuk meg a lándzsákat, hogy ne égjenek meg. Tegye át a spárgát egy tányérra; fedjük le alufóliával, hogy melegen tartsuk.

2. A steakeket megszórjuk rozmaringgal és borssal; dörzsölje az ujjaival. Ugyanabban a serpenyőben melegítse fel a maradék 2 evőkanál olajat közepesen magas lángon. Adjuk hozzá a steakeket; csökkentse a hőt közepesre. 8-12 percig közepesen ritka (145°F) sütéssel, időnként

megforgatva a húst. (Ha a hús túl gyorsan megbarnulna, csökkentse a hőt.) Vegyük ki a húst a serpenyőből, a csepegést tartsuk meg. A steakeket lazán fedjük le alufóliával, hogy melegen tartsák.

3. A szószhoz adjuk hozzá a gombát és a fokhagymát a serpenyőben lévő csöpögéshez; puhára főzzük, időnként megkeverve. Adjuk hozzá a húslevest, a bort és a dijoni mustárt. Közepes lángon főzzük úgy, hogy a serpenyő aljáról kikaparjuk a megbarnult darabokat. Felforral; főzzük még 1 percig.

4. Osszuk négy tányérra a spárgát. Tetejét steakekkel; Kanál szószt a steak fölé.

*Megjegyzés: Ha nem talál 6 unciás steaket, vásároljon két 8-12 uncia steaket, és vágja ketté, hogy négy steaket készítsen.

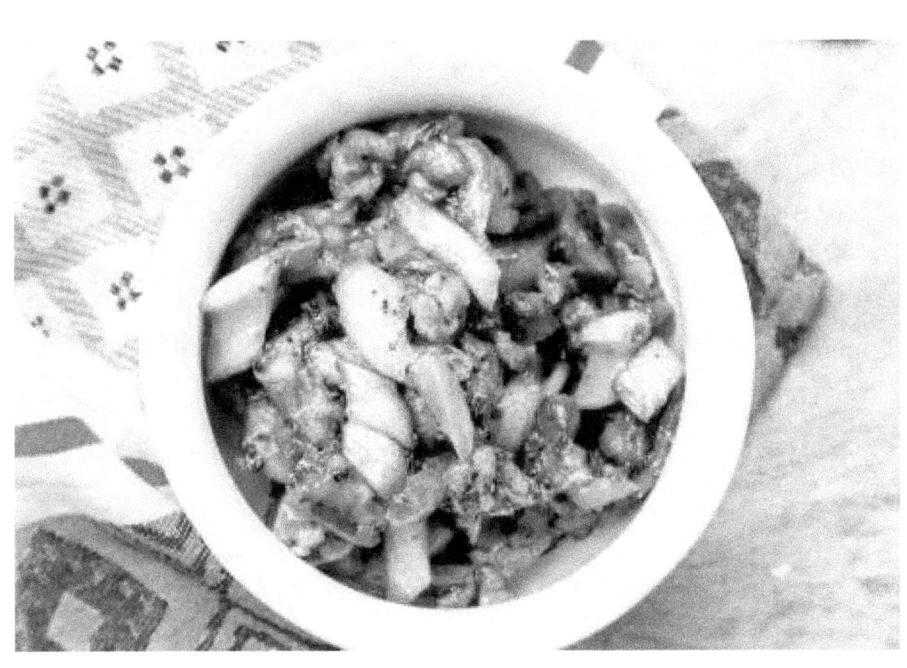

GRILLEZETT STEAK CHIPOTLE KARAMELLIZÁLT HAGYMÁVAL ÉS PETREZSELYMES SALÁTÁVAL

KÉSZÍTMÉNY:30 perc Pácolás: 2 óra Sütés: 20 perc Hűtés: 20 perc Grill: 45 perc
Elkészítés: 4 adag

A LAPOS STEAK VISZONYLAG ÚJVÁGÁS ALIG NÉHÁNY ÉVE ALAKULT KI. A LAPOCKA KÖZELÉBEN TALÁLHATÓ ÍZLETES TOKMÁNYRÉSZBŐL KIVÁGVA MEGLEPŐEN LÁGY, ÉS SOKKAL DRÁGÁBB ÍZŰ, MINT AMILYEN – VALÓSZÍNŰLEG EZ MAGYARÁZZA NÉPSZERŰSÉGÉNEK GYORS NÖVEKEDÉSÉT.

STEAKEKET
- ⅓ csésze friss citromlé
- ¼ csésze extra szűz olívaolaj
- ¼ csésze durvára vágott koriander
- 5 gerezd fokhagyma apróra vágva
- 4 db 6 uncia lapos vas steak (csontozott marha lapocka)

PETREZSELYMES SALÁTA
- 1 mag nélküli (angol) uborka (ízlés szerint meghámozva), apróra vágva
- 1 csésze negyedelt szőlő paradicsom
- ½ csésze apróra vágott vöröshagyma
- ½ csésze durvára vágott koriander
- 1 poblano chili kimagozva és felkockázva (lásd tipp)
- 1 jalapeño kimagozva és apróra vágva (lásd tipp)
- 3 evőkanál friss citromlé
- 2 evőkanál extra szűz olívaolaj

KARAMELLIZÁLT HAGYMA
- 2 evőkanál extra szűz olívaolaj
- 2 nagy édes hagyma (például Maui, Vidalia, Texas Sweet vagy Walla Walla)

½ teáskanál őrölt chipotle bors

1. A steakeket egy sekély edénybe helyezett visszazárható műanyag zacskóba helyezze; félrehagyva. Egy kis tálban keverje össze a lime levét, az olajat, a koriandert és a fokhagymát; zacskós steakekre öntjük. Zárózsák; kabáthoz fordul. 2 órára hűtőben pácoljuk.

2. A salátához egy nagy tálban keverje össze az uborkát, a paradicsomot, a hagymát, a koriandert, a poblano-t és a jalapenót. Lőj, hogy megfeleljen. Az öntethez egy kis tálban keverjük össze a citromlevet és az olívaolajat. Öntsük a szószt a zöldségekre; kabátba dobni. Lefedjük és tálalásig hűtőbe tesszük.

3. Hagyma esetén melegítse elő a sütőt 400°F-ra. Egy holland sütő belsejét megkenjük kevés olívaolajjal; félrehagyva. A hagymát hosszában félbevágjuk, héjukat lehúzzuk, majd keresztben fél centi vastagra szeleteljük. A holland sütőben keverje össze a maradék olívaolajat, a hagymát és a chipotle borsot. Fedjük le és süssük 20 percig. Fedjük le és hagyjuk hűlni körülbelül 20 percig.

4. A kihűlt hagymát grillzacskóba tesszük, vagy dupla alufóliába csomagoljuk a hagymát. A fólia tetejét nyárssal több helyen átszúrjuk.

5. Faszén grill esetén helyezzen el közepes lángú parazsat a grill kerülete mentén. Tesztelje a közepes lángot a grill közepe felett. Helyezze a csomagot a grill közepére. Fedjük le és grillezzük körülbelül 45 percig, vagy amíg a hagyma megpuhul és borostyán színű. (Gázgrill esetén melegítse elő a grillt. Csökkentse a hőt közepesre. Állítsa be a közvetett sütéshez. Helyezze a csomagot a kikapcsolt

égő fölé. Fedje le és grillezzen az utasításoknak megfelelően.)

6. Vegye ki a steakeket a pácból; dobja ki a pácot. Faszén- vagy gázgrill esetén helyezze a steakeket közvetlenül a grillre közepes-magas lángon. Fedjük le, és grillezzük 8-10 percig, vagy amíg a steakbe vízszintesen behelyezett azonnali leolvasású hőmérő 135°F-ot nem mutat, egyszer elforgatva. A steakeket tálra tesszük, alufóliával lazán letakarjuk és 10 percig pihentetjük.

7. Tálaláskor a petrezselymes salátát négy tányérra osztjuk. Mindegyik tányérra tegyünk egy-egy steaket, és tegyünk a tetejére egy halom karamellizált hagymát. Azonnal tálaljuk.

Elkészítési útmutató: A petrezselymes saláta elkészíthető és tálalás előtt legfeljebb 4 órával hűtőben tárolható.

GRILLEZETT RIBEYES GYÓGYNÖVÉNYES HAGYMÁVAL ÉS FOKHAGYMÁS "VAJJAL"

KÉSZÍTMÉNY: 10 perc főzéshez: 12 perc hűtéshez: 30 perc grillezéshez: 11 perc elkészítéshez: 4 adag

A FRISSEN GRILLEZETT STEAK MELEGE ELOLVADA KARAMELLIZÁLT HAGYMA, FOKHAGYMA ÉS FŰSZERNÖVÉNYEK HALMAI KÓKUSZOLAJ ÉS OLÍVAOLAJ ÍZLETES KEVERÉKÉBEN.

2 evőkanál finomítatlan kókuszolaj

1 kis hagyma, félbevágva és nagyon finom szeletekre vágva (kb. ¾ csésze)

1 gerezd fokhagyma, nagyon vékonyra szeletelve

2 evőkanál extra szűz olívaolaj

1 evőkanál apróra vágott friss petrezselyem

2 teáskanál friss kakukkfű, rozmaring és/vagy oregánó

4 8-10 uncia bélszín steak, 1 hüvelyk vastagra vágva

½ teáskanál frissen őrölt fekete bors

1. Egy közepes serpenyőben lassú tűzön olvasszuk fel a kókuszolajat. Adjunk hozzá hagymát; főzzük 10-15 percig, vagy amíg enyhén megpirul, időnként megkeverve. Adjuk hozzá a fokhagymát; főzzük további 2-3 percig, vagy amíg a hagyma aranybarna nem lesz, időnként megkeverve.

2. Tegye át a hagymás keveréket egy kis tálba. Adjuk hozzá az olívaolajat, a petrezselymet és a kakukkfüvet. Fedő nélkül tegyük hűtőbe 30 percre, vagy amíg a keverék elég szilárd lesz ahhoz, hogy összetapadjon, ha kikanalazzuk, időnként megkeverve.

3. Közben a steakeket megszórjuk borssal. Faszén- vagy gázgrill esetén helyezze a steakeket közvetlenül a grillre közepes lángon. Fedjük le, és grillezzük 11–15 percig közepesen ritka (145 °F) vagy 14–18 percig közepesen (160 °F), a grillezés felénél egyszer megfordítva.

4. Tálaláskor helyezzen minden steaket egy tálra. A hagymás keveréket azonnal egyenletesen kanalazzuk a steakekre.

RIBEYE SALÁTA GRILLEZETT CÉKLÁVAL

KÉSZÍTMÉNY: 20 perc grillezés: 55 perc pihentetés: 5 perc készítés: 4 adag

A RÉPA FÖLDES ÍZE GYÖNYÖRŰEN PÁROSULA NARANCS ÉDESSÉGÉVEL – ÉS A PIRÍTOTT DIÓ NÉMI ROPOGÓSSÁ TESZI EZT A FŐÉTEL SALÁTÁT, AMELY TÖKÉLETES A KINTI ÉTKEZÉSHEZ EGY MELEG NYÁRI ESTÉN.

1 font közepes arany- és/vagy vörös répa, megdörzsölve, megtisztítva és felszeletelve

1 kis hagyma, vékony szeletekre vágva

2 szál friss kakukkfű

1 evőkanál extra szűz olívaolaj

Törött fekete bors

2 8 uncia csont nélküli hátszín steak, ¾ hüvelyk vastagra vágva

2 gerezd fokhagyma, félbevágva

2 evőkanál mediterrán fűszerezés (lásd bevételt)

6 csésze vegyes levél

2 narancs meghámozva, felszeletelve és durvára vágva

½ csésze darált dió, pirítva (lásd tipp)

½ csésze Bright Citrus Vinaigrette (lásd bevételt)

1. A céklát, a hagymát és a kakukkfüvet tegyük egy tepsibe. Meglocsoljuk olívaolajjal és összekeverjük; enyhén megszórjuk törött fekete borssal. Faszén- vagy gázgrill esetén helyezze a serpenyőt a grill közepére. Fedjük le és grillezzük 55-60 percig, vagy amíg megpuhul, ha egy késsel megszúrjuk, időnként megkeverve.

2. Közben dörzsölje be a steak mindkét oldalát a fokhagymás vágott oldalával; megszórjuk mediterrán ételízesítővel.

3. Mozgassa el a répát a grill közepétől, hogy helyet adjon a steakeknek. Közvetlenül közepes lángon grillezzük a steakeket. Fedjük le, és grillezzük 11–15 percig közepesen ritka (145 °F) vagy 14–18 percig közepesen (160 °F), a grillezés felénél egyszer megfordítva. Vegye ki a serpenyőt és a steakeket a grillről. A steakeket 5 percig pihentetjük. A kakukkfű gallyakat kidobjuk a tepsiből.

4. Vágja a steaket átlósan vékony szeletekre. Osszuk el a zöldségeket négy tányérra. Tetejére szeletelt steak, cékla, hagyma szeletek, apróra vágott narancs és dió. Meglocsoljuk Bright Citrus Vinaigrette-vel.

KOREAI STÍLUSÚ TARJA PÁROLT KÁPOSZTÁVAL ÉS GYÖMBÉRREL

KÉSZÍTMÉNY:50 perc Főzés: 25 perc Főzés: 10 óra Hűtés: Egy éjszakán át Elkészítés: 4 adag

GYŐZŐDJÖN MEG ARRÓL, HOGY A HOLLAND SÜTŐ FEDELÉTNAGYON JÓL ILLESZKEDIK, ÍGY A NAGYON HOSSZÚ FŐZÉSI IDŐ ALATT A FŐZŐFOLYADÉK NEM PÁROLOG EL A FEDÉL ÉS A SERPENYŐ KÖZÖTTI TÉRBEN.

1 uncia szárított shiitake gomba

1½ csésze szeletelt metélőhagyma

1 ázsiai körte meghámozva, kimagozva és apróra vágva

1 3 hüvelykes darab friss gyömbér, meghámozva és apróra vágva

1 serrano paprika finomra vágva (ízlés szerint kimagozva) (lásd tipp)

5 gerezd fokhagyma

1 evőkanál finomított kókuszolaj

5 kiló csontos marhaborda

Frissen őrölt fekete bors

4 csésze marhacsontleves (lásd bevételt) vagy sózatlan húsleves

2 csésze szeletelt friss shiitake gomba

1 evőkanál finomra reszelt narancshéj

⅓ csésze friss gyümölcslé

Párolt káposzta gyömbérrel (lásd bevételt, lent)

Finomra reszelt narancshéj (elhagyható)

1. Melegítse elő a sütőt 325°F-ra. Helyezze a szárított shiitake gombát egy kis tálba; adjunk hozzá annyi forrásban lévő vizet, hogy ellepje. Hagyja pihenni körülbelül 30 percig, vagy amíg rehidratálódik és puha. Lecsepegtetjük, az áztatófolyadékot tartalékolva. A gombát apróra vágjuk. Helyezze a gombát egy kis tálba; fedjük le és tegyük

hűtőbe, amíg szükség lesz rá a 4. lépésben. Tegye félre a gombát és a folyadékot.

2. A szószhoz aprítógépben keverjük össze a mogyoróhagymát, az ázsiai körtét, a gyömbért, a serranót, a fokhagymát és a fenntartott gomba folyadékot. Fedjük le és dolgozzuk simára. Tegye félre a szószt.

3. Egy 6 literes holland sütőben melegítse fel a kókuszolajat közepesen magas lángon. A bordákat megszórjuk frissen őrölt fekete borssal. A bordákat, adagonként, forró kókuszolajban süssük körülbelül 10 percig, vagy amíg minden oldaluk szépen megpirul, a főzés felénél megfordítjuk. Tegye vissza az összes bordát a serpenyőbe; hozzáadjuk a szószt és a marhacsontlevest. Fedje le a holland sütőt szorosan záródó fedéllel. Körülbelül 10 órán át sütjük, vagy amíg a hús nagyon puha nem lesz és leválik a csontokról.

4. Óvatosan távolítsa el a bordákat a szószból. Helyezze a bordákat és a szószt külön edényekbe. Lefedjük és egy éjszakára hűtőbe tesszük. Ha kihűlt, leszedjük a zsírt a szósz felületéről, és kidobjuk. Forraljuk fel a szószt magas lángon; Adja hozzá az 1. lépésből származó hidratált gombát és a friss gombát. Óvatosan forraljuk 10 percig, hogy a mártás csökkenjen és az ízek felerősödjenek. Tegye vissza a bordákat a szószba; addig forraljuk, amíg át nem melegszik. Adjunk hozzá 1 evőkanál narancshéjat és narancslevet. Párolt gyömbéres káposztával tálaljuk. Kívánság szerint megszórjuk további narancshéjjal.

Párolt gyömbéres káposzta: Egy nagy serpenyőben melegíts fel 1 evőkanál finomított kókuszolajat közepesen magas lángon. Adjunk hozzá 2 evőkanál apróra vágott friss gyömbért; 2 gerezd apróra vágott fokhagyma; és ízlés szerint őrölt pirospaprikát. Főzzük és keverjük, amíg illatos lesz, körülbelül 30 másodpercig. Adjunk hozzá 6 csésze reszelt napát, savoyai vagy zöld káposztát és 1 ázsiai körtét, meghámozva, kimagozva és vékonyra szeletelve. Főzzük és keverjük 3 percig, vagy amíg a káposzta kissé megfonnyad és a körte megpuhul. Keverjünk hozzá ½ csésze cukrozatlan almalevet. Fedjük le és főzzük körülbelül 2 percig, amíg a káposzta megpuhul. Keverj bele ½ csésze szeletelt hagymát és 1 evőkanál szezámmagot.

MARHABORDA CITRUSFÉLÉKKEL ÉS ÉDESKÖMÉNY GREMOLATÁVAL

KÉSZÍTMÉNY: 40 perc grillezés: 8 perc lassú főzés: 9 óra (alacsony) vagy 4½ óra (magas): 4 adag

A GREMOLATA EGY ÍZLETES KEVERÉKPETREZSELYEM, FOKHAGYMA ÉS CITROMHÉJ, AMELYET AZ OSSO BUCCO-RA SZÓRNAK – A PÁROLT BORJÚHÚS KLASSZIKUS OLASZ ÉTELÉRE –, HOGY FELDOBJA GAZDAG, FINOM ÍZÉT. A NARANCSHÉJ ÉS A FRISS ÉDESKÖMÉNYLEVÉL HOZZÁADÁSÁVAL UGYANEZT TESZI EZEKKEL A ZSENGE MARHAHÚS RÖVID BORDÁKKAL.

BORDA
- 2 ½-3 font csontos marhaborda
- 3 evőkanál citromfű fűszer (lásd bevételt)
- 1 közepes édesköményhagyma
- 1 nagy hagyma, nagy kockákra vágva
- 2 csésze marha csontleves (lásd bevételt) vagy sózatlan húsleves
- 2 gerezd fokhagyma, félbevágva

SÜLT SÜTŐTÖK
- 3 evőkanál extra szűz olívaolaj
- 1 font sütőtök, meghámozva, kimagozva és ½ hüvelykes darabokra vágva (kb. 2 csésze)
- 4 teáskanál apróra vágott friss kakukkfű
- Extra szűz olívaolaj

GREMOLATA
- ¼ csésze apróra vágott friss petrezselyem
- 2 evőkanál darált fokhagyma
- 1 ½ teáskanál finomra reszelt citromhéj
- 1 ½ teáskanál finomra reszelt narancshéj

1. A bordákat megszórjuk citromfűfűszerrel; ujjaival finoman dörzsölje be a húsba; félrehagyva. Távolítsa el az édeskömény leveleit; Citrus-Fennel Gremolata számára fenntartva. Vágjon le és negyedeljen egy édesköményhagymát.

2. Faszén grillezéshez közepes lángon helyezze el a parazsat a grill egyik oldalán. Tesztelje a közepes lángot a grill faszénmentes oldala felett. Helyezze a bordákat a rácsra a nem szénoldalra; Helyezze az édesköménynegyedeket és a hagymaszeleteket a grillre, közvetlenül a parázsra. Fedjük le, és grillezzük 8-10 percig, vagy amíg a zöldségek és a bordák éppen megpirulnak, majd a grillezés felénél megfordítjuk. (Gázgrillel előmelegítjük a grillt, mérsékeljük a hőt közepesre. Indirekt sütéshez állítsuk be. Helyezzük a bordákat a grillre a kikapcsolt égő fölé; helyezzük az édesköményt és a hagymát a grillre a bekapcsolt égő fölé. Fedjük le és grillezzük az utasítás szerint.) Amikor elég kihűlt ahhoz, hogy kezelni tudja, vágja durvára az édesköményt és a hagymát.

3. Egy 5-6 literes lassú tűzhelyben keverje össze az apróra vágott édesköményt és a hagymát, a marhacsontlevest és a fokhagymát. Adjunk hozzá bordákat. Fedjük le, és főzzük alacsony fokozaton 9-10 órán át vagy 4½-5 órán keresztül magas hőmérsékleten. Egy hasított kanál segítségével tegyük át a bordákat egy tálra; fedjük le alufóliával, hogy melegen tartsuk.

4. Közben a sütőtökhöz egy nagy serpenyőben közepes-nagy lángon felforrósítjuk a 3 evőkanál olajat. Adjuk hozzá a sütőtököt és 3 teáskanál kakukkfüvet, keverjük, hogy

bevonja a sütőtököt. Tegye a sütőtököt egy rétegben a serpenyőbe, és keverés nélkül süsse körülbelül 3 percig, vagy amíg aranybarna nem lesz az alsó oldala. Fordítsa meg a sütőtök darabokat; kb. 3 perccel tovább sütjük, vagy amíg a második oldaluk aranybarna nem lesz. Csökkentse a hőt alacsonyra; fedjük le és főzzük 10-15 percig, vagy amíg megpuhul. Megszórjuk a maradék 1 teáskanál friss kakukkfűvel; Meglocsoljuk további extra szűz olívaolajjal.

5. A gremolatához vágjon apróra annyi fenntartott édesköménylevelet, hogy ¼ csésze legyen. Egy kis tálban keverjük össze az apróra vágott édesköménylevelet, a petrezselymet, a fokhagymát, a citromhéjat és a narancshéjat.

6. Szórjuk meg a gremolatát a bordákra. Sütőtökkel tálaljuk.

SVÉD STÍLUSÚ MARHAHAMBURGEREK MUSTÁROS-KAPROS UBORKASALÁTÁVAL

KÉSZÍTMÉNY:30 perc főzés: 15 perc: 4 adag

A BEEF À LA LINDSTROM EGY SVÉD BURGERAMELY HAGYOMÁNYOSAN HAGYMÁVAL, KAPRIBOGYÓVAL ÉS ECETES CÉKLÁVAL VAN KIRAKVA, SZÓSSZAL ÉS KENYÉR NÉLKÜL TÁLALVA. EZ A SZEGFŰBORSSAL MEGSZÓRT VÁLTOZAT SÜLT RÉPÁVAL HELYETTESÍTI A PÁCOLT CÉKLÁT ÉS KAPRIBOGYÓT, ÉS TÜKÖRTOJÁSSAL VAN A TETEJÉN.

UBORKASALÁTA
- 2 teáskanál friss narancslé
- 2 teáskanál fehérborecet
- 1 teáskanál dijoni mustár (lásd<u>bevételt</u>)
- 1 evőkanál extra szűz olívaolaj
- 1 nagy mag nélküli uborka (angol), meghámozva és felszeletelve
- 2 kanál szeletelt metélőhagyma
- 1 kanál apróra vágott friss kapor

MARHA HAMBURGEREK
- 1 kiló darált marhahús
- ¼ csésze finomra vágott hagyma
- 1 evőkanál dijoni mustár (lásd<u>bevételt</u>)
- ¾ teáskanál fekete bors
- ½ teáskanál szegfűbors
- ½ kis cékla, megpirítva, meghámozva és finom kockákra vágva*
- 2 evőkanál extra szűz olívaolaj
- ½ csésze marhacsontleves (lásd<u>bevételt</u>) vagy sózatlan húsleves
- 4 nagy tojás
- 1 evőkanál apróra vágott metélőhagyma

1. Az uborkasalátához egy nagy tálban keverjük össze a narancslevet, az ecetet és a Dijon-stílusú mustárt. Lassan, vékony sugárban adjuk hozzá az olívaolajat, addig keverjük, amíg a szósz kissé besűrűsödik. Adjunk hozzá uborkát, metélőhagymát és kaprot; keverjük, amíg össze nem áll. Lefedjük és tálalásig hűtőbe tesszük.

2. A marhahúsos hamburgerekhez egy nagy tálban keverje össze a darált marhahúst, a hagymát, a dijoni mustárt, a borsot és a szegfűborsot. Adjuk hozzá a sült céklát, és óvatosan keverjük össze, amíg egyenletesen beleolvad a húsba. Formázz a keverékből négy ½ hüvelyk vastag pogácsát.

3. Egy nagy serpenyőben melegíts fel 1 evőkanál olívaolajat közepesen magas lángon. A hamburgert körülbelül 8 percig sütjük, vagy amíg kívülről aranybarnák nem lesznek, és átsülnek (160°), egyszer megfordítva. Tegyük át a hamburgereket egy tányérra, és lazán takarjuk le alufóliával, hogy melegen tartsák. Adjuk hozzá a marhacsontlevest, és keverjük össze, hogy a serpenyő aljáról kikaparjuk a megbarnult darabokat. Főzzük körülbelül 4 percig, vagy amíg a felére csökken. A hamburgereket meglocsoljuk a lecsökkent levével, majd újra lefedjük.

4. Öblítse ki és törölje le a serpenyőt papírtörlővel. A maradék 1 evőkanál olívaolajat közepes lángon felhevítjük. A tojásokat forró olajban süssük 3-4 percig, vagy amíg a fehérje megpuhul, de a sárgája puha és folyós marad.

5. Tegyünk egy tojást minden húspogácsára. Megszórjuk metélőhagymával, és uborkasalátával tálaljuk.

*Tipp: A cékla megsütéséhez alaposan dörzsölje át, és tegye rá egy darab alufóliára. Meglocsoljuk egy kevés olívaolajjal. Alufóliába csomagoljuk és szorosan lezárjuk. Süssük 375°F-os sütőben körülbelül 30 percig, vagy amíg egy villa könnyen át nem szúrja a céklát. Hagyjuk kihűlni; lecsúszik a bőrről. (A céklát legfeljebb 3 nappal előre megsüthetjük. A meghámozott sült répát szorosan becsomagoljuk, és hűtőszekrényben tároljuk.)

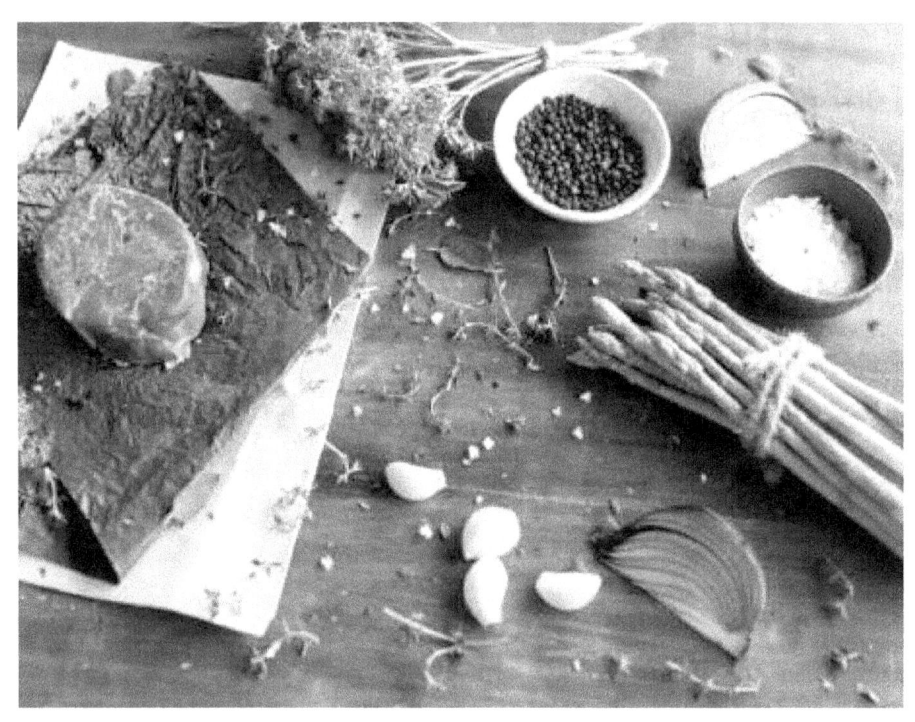

RUKKOLÁBAN FOJTOTT MARHAHAMBURGER SÜLT GYÖKÉRZÖLDSÉGEKKEL

KÉSZÍTMÉNY: 40 perc Sütés: 35 perc Sütés: 20 perc Elkészítés: 4 adag

SOK ELEM VANEZEKHEZ A KIADÓS HAMBURGEREKHEZ – ÉS ÖSSZEÁLLÍTÁSUK EGY KIS IDŐBE TELIK –, DE A HIHETETLEN ÍZKOMBINÁCIÓ MIATT MEGÉRI A FÁRADSÁGOT: EGY MARHAHÚSPOGÁCSÁT KARAMELLIZÁLT HAGYMÁS ÉS GOMBÁS SERPENYŐS SZÓSSZAL, SÜLT ZÖLDSÉGEKKEL ÉS BORSOS RUKKOLÁVAL TÁLALJUK.

5 evőkanál extra szűz olívaolaj

2 csésze szeletelt friss gomba, cremini és/vagy shiitake

3 sárga hagyma, vékonyra szeletelve*

2 teáskanál köménymag

3 sárgarépa, meghámozva és 1 hüvelykes darabokra vágva

2 paszternák, meghámozva és 1 hüvelykes darabokra vágva

1 cukkini félbevágva, kimagozva és szeletekre vágva

Frissen őrölt fekete bors

2 kiló darált marhahús

½ csésze finomra vágott hagyma

1 evőkanál sómentes univerzális fűszerkeverék

2 csésze marha csontleves (lásd bevételt) vagy sózatlan húsleves

¼ csésze cukrozatlan almalé

1-2 evőkanál száraz sherry vagy fehérborecet

1 evőkanál dijoni mustár (lásd bevételt)

1 evőkanál apróra vágott friss kakukkfű levél

1 evőkanál apróra vágott friss petrezselyemlevél

8 csésze rukkolalevél

1. Melegítse elő a sütőt 425°F-ra. A szószhoz egy nagy serpenyőben hevíts fel 1 evőkanál olívaolajat közepesen erős lángon. Adjuk hozzá a gombát; főzzük és keverjük kb. 8 percig, vagy amíg aranybarnára és puha nem lesz. Egy lyukas kanál segítségével tegyük át a gombát egy tányérra. Tegye vissza a serpenyőt az égőbe; csökkentse a hőt közepesre. Hozzáadjuk a maradék 1 evőkanál olívaolajat, a felszeletelt hagymát és a köménymagot. Fedjük le, és főzzük 20-25 percig, vagy amíg a hagyma nagyon puha és jól megpirul, időnként megkeverve. (Szükség szerint állítsa be a hőt, hogy a hagyma ne égjen meg.)

2. Eközben a sült gyökérzöldségekhez egy nagy serpenyőben elrendezzük a sárgarépát, a fehérrépát és a tököt. Meglocsoljuk 2 evőkanál olívaolajjal, és ízlés szerint megszórjuk borssal; feldobjuk a zöldségek bevonására. Süssük 20-25 percig, vagy amíg megpuhulnak és barnulni kezdenek, a sütés felénél egyszer fordítsuk meg. Tálalásig tartsa melegen a zöldségeket.

3. Burgerekhez egy nagy tálban keverje össze a darált marhahúst, az apróra vágott hagymát és a fűszerkeveréket. Osszuk a húskeveréket négy egyenlő részre, és formázzuk körülbelül ¾ hüvelyk vastagságú pogácsákat. Egy extra nagy serpenyőben melegítsd fel a maradék 1 evőkanál olívaolajat közepesen magas lángon. Adjunk hozzá hamburgert a serpenyőbe; kb. 8 percig sütjük, vagy amíg mindkét oldala aranybarnára sül, egyszer megfordítva. Tegye át a hamburgert egy tányérra.

4. Tegye a serpenyőbe a karamellizált hagymát, a fenntartott gombát, a marhacsontlevest, az almalevet, a sherryt és a

dijoni mustárt, és keverje össze. Tegye vissza a hamburgereket a serpenyőbe. Felforral. Főzzük, amíg a hamburgerek elkészülnek (160 °F), körülbelül 7-8 percig. Ízlés szerint keverjünk hozzá friss kakukkfüvet, petrezselymet és borsot.

5. Tálaláskor helyezzünk el 2 csésze rukkolát mind a négy tányéron. Osszuk el a sült zöldségeket a saláták között, és tegyük meg hamburgerrel. A hagymás keveréket bőségesen rákanalazzuk a hamburgerekre.

*Tipp: Ha hagymát vékony szeletekre vágunk, nagy segítség a mandolinszeletelő.

GRILLEZETT MARHAHÚS HAMBURGEREK PARADICSOMMAL SZEZÁMHÉJBAN

KÉSZÍTMÉNY:30 perc pihentetés: 20 perc grill: 10 perc Elkészítés: 4 adag

ROPOGÓS, ARANY SZÍNŰ PARADICSOMSZELETEK SZEZÁMHÉJJALHELYETTESÍTSE A HAGYOMÁNYOS SZEZÁMMAGOS ZSEMLÉT EZEKBEN A FÜSTÖS HAMBURGEREKBEN. KÉSSEL ÉS VILLÁVAL TÁLALJUK.

4 ½ hüvelyk vastag piros vagy zöld paradicsomszelet*

1¼ font sovány darált marhahús

1 evőkanál füstölt fűszerezés (lásd<u>bevételt</u>)

1 nagy tojás

¾ csésze mandulaliszt

¼ csésze szezámmag

¼ teáskanál fekete bors

1 kisebb vöröshagyma félbevágva és felszeletelve

1 evőkanál extra szűz olívaolaj

¼ csésze finomított kókuszolaj

1 kis fej Bibb saláta

Paleo ketchup (lásd<u>bevételt</u>)

Dijon stílusú mustár (lásd<u>bevételt</u>)

1. Helyezze a paradicsomszeleteket egy dupla papírtörlőre. Fedjük le a paradicsomot egy másik dupla papírtörlővel. Enyhén nyomja meg a papírtörlőket, hogy a paradicsomhoz tapadjanak. Hagyja állni szobahőmérsékleten 20-30 percig, hogy a paradicsomlé egy része felszívódjon.

2. Közben egy nagy tálban keverjük össze a darált marhahúst és a füstölt fűszereket. Formázz négy ½ hüvelyk vastag pogácsát.

3. Egy sekély tálban villával enyhén felverjük a tojást. Egy másik sekély tálban keverjük össze a mandulalisztet, a szezámmagot és a borsot. Minden paradicsomszeletet mártsunk bele a tojásba, és fordítsuk bevonattá. Hagyja, hogy a felesleges tojás lefolyjon. Minden paradicsomszeletet mártson a mandula lisztes keverékbe, és fordítsa meg bevonattal. Helyezze a bevont paradicsomot egy lapos tányérra; félrehagyva. Keverje össze a hagymaszeleteket olívaolajjal; tegyük a hagymaszeleteket egy grillkosárba.

4. Faszén- vagy gázgrillnél a hagymát a kosárba, a hamburgereket pedig a grillre helyezzük közepes lángon. Fedjük le és grillezzük 10-12 percig, vagy a hagyma megpirul és enyhén megpirul, és a hamburgerek készen állnak (160°), időnként megkeverve a hagymát, és egyszer megforgatva a hamburgert.

5. Közben egy nagy serpenyőben közepes lángon hevítsük fel az olajat. Adjunk hozzá paradicsomszeleteket; 8-10 percig sütjük, vagy amíg aranybarna nem lesz, egyszer megfordítva. (Ha a paradicsom túl gyorsan pirulna, mérsékelje a lángot közepesen alacsonyra. Ha szükséges, adjunk hozzá még olajat.) Papírtörlővel bélelt tányéron csepegtessük le.

6. Tálaláskor a salátát négy tányérra osztjuk. A tetejére burger pogácsákat, hagymát, Paleo Ketchupot, Dijon stílusú mustárt és szezámmagos paradicsomot teszünk.

*Megjegyzés: Valószínűleg 2 nagy paradicsomra lesz szüksége. Ha piros paradicsomot használ, válasszon érett, de még kissé kemény paradicsomot.

BURGEREK EGY PÁLCÁN BABA GHANOUSH SZÓSSZAL

ELNYEL:15 perc előkészítés: 20 perc grill: 35 perc Elkészítés: 4 adag

A BABA GHANOUSH EGY KÖZEL-KELETI ELTERJEDTSÉGFÜSTÖLT GRILLEZETT PADLIZSÁNPÜRÉBŐL OLÍVAOLAJJAL, CITROMMAL, FOKHAGYMÁVAL ÉS TAHINIVEL, ŐRÖLT SZEZÁMMAGBÓL KÉSZÜLT PASZTA. EGY CSIPETNYI SZEZÁMMAG JÓ, DE HA OLAJAT VAGY PASZTÁT KÉSZÍTENEK BELŐLE, KONCENTRÁLT LINOLSAVFORRÁSSÁ VÁLIK, AMI HOZZÁJÁRULHAT A GYULLADÁSHOZ. AZ ITT HASZNÁLT FENYŐMAGVAJ JÓ HELYETTESÍTŐJE.

4 szárított paradicsom

1½ kg sovány darált marhahús

3-4 evőkanál apróra vágott hagyma

1 evőkanál finomra vágott friss oregánó és/vagy apróra vágott friss menta vagy ½ teáskanál zúzott szárított oregánó

¼ teáskanál cayenne bors

Baba Ghanoush szósz (lásd bevételt, lent)

1. Áztasson nyolc 10 hüvelykes fanyársat vízbe 30 percre. Közben egy kis tálban öntsünk forrásban lévő vizet a paradicsomra; hagyjuk állni 5 percig, hogy hidratálódjon. A paradicsomot leszűrjük és papírtörlővel szárítjuk.

2. Egy nagy tálban keverje össze az apróra vágott paradicsomot, a darált marhahúst, a hagymát, az oregánót és a cayenne borsot. Osszuk a húskeveréket nyolc részre; minden részét golyóvá forgatjuk. Vegye ki a nyársakat a vízből; száraz. Fűzz egy labdát egy nyársra, és formálj hosszú oválist a nyárs körül, közvetlenül a hegyes vége

alatt kezdd, és hagyj elegendő helyet a másik végén a bot megtartásához. Ismételje meg a többi nyárssal és golyóval.

3. Faszén- vagy gázgrillnél a húsnyársakat közvetlenül közepes lángon rácsra helyezzük. Fedjük le és grillezzük körülbelül 6 percig, vagy amíg kész (160°F), a grillezés felénél egyszer fordítsuk meg. Baba Ghanoush szósszal tálaljuk.

Baba Ghanoush szósz: 2 közepes padlizsánt több helyen megszurkálunk villával. Faszén- vagy gázgrill esetén a padlizsánokat közvetlenül közepes lángon grillre helyezzük. Fedjük le, és grillezzük 10 percig, vagy amíg minden oldala elszenesedett, és grillezés közben többször megforgatjuk. Távolítsa el a padlizsánt, és óvatosan csomagolja be alufóliába. Helyezze vissza a becsomagolt padlizsánt a grillre, de ne közvetlenül a parázsra. Fedjük le és grillezzük további 25-35 percig, vagy amíg össze nem esik és nagyon puha nem lesz. Menő. Vágja félbe a padlizsánt, és kaparja ki a húsát; Helyezze a húst egy konyhai robotgépbe. Adjunk hozzá ¼ csésze fenyőmagvajat (lásd<u>bevételt</u>); ¼ csésze friss citromlé; 2 gerezd apróra vágott fokhagyma; 1 evőkanál extra szűz olívaolaj; 2-3 evőkanál apróra vágott friss petrezselyem; és ½ teáskanál őrölt kömény. Fedjük le és dolgozzuk csak el, amíg majdnem simára. Ha a szósz túl sűrű a mártáshoz, keverjünk hozzá annyi vizet, hogy a kívánt állagot elérjük.

FÜSTÖLT TÖLTÖTT PAPRIKA

KÉSZÍTMÉNY: 20 perc főzés: 8 perc főzés: 30 perc: 4 adag

LEGYEN EZ A CSALÁD KEDVENCESZÍNES PAPRIKA KEVERÉKÉVEL EGY VONZÓ ÉTELÉRT. A TŰZÖN SÜLT PARADICSOM JÓ PÉLDA ARRA, HOGYAN LEHET EGÉSZSÉGES MÓDON ÍZESÍTENI AZ ÉTELEKET. AZ EGYSZERŰ MŰVELET, AMIKOR A PARADICSOMOT KONZERVÁLÁS ELŐTT ENYHÉN MEGPIRÍTJUK (SÓ NÉLKÜL), FOKOZZA AZ ÍZÉT.

4 nagy zöld, piros, sárga és/vagy narancssárga paprika

1 kiló darált marhahús

1 evőkanál füstölt fűszerezés (lásd bevételt)

1 evőkanál extra szűz olívaolaj

1 kis sárga hagyma apróra vágva

3 gerezd fokhagyma apróra vágva

1 kis fej karfiol kimagozva és rózsákra vágva

1 15 uncia konzerv kockára vágott, sómentes, tűzön sült paradicsom, lecsepegtetve

¼ csésze apróra vágott friss petrezselyem

½ teáskanál fekete bors

⅛ teáskanál cayenne bors

½ csésze pekándió morzsa öntet (lásd bevételt, lent)

1. Melegítse elő a sütőt 375°F-ra. A paprikát függőlegesen kettévágjuk. Távolítsa el a szárakat, magokat és hártyákat; elvetni. Válaszd szét a borsféléket.

2. Helyezze a darált marhahúst egy közepes tálba; megszórjuk füstölt ételízesítővel. Kezével óvatosan keverje hozzá a fűszert a húshoz.

3. Egy nagy serpenyőben közepes lángon hevítsük fel az olívaolajat. Adjuk hozzá a húst, a hagymát és a

fokhagymát; addig főzzük, amíg a hús megpirul és a hagyma megpuhul, fakanállal kevergetve a húst széttörjük. Vegyük le a serpenyőt a tűzről.

4. A karfiol rózsákat aprítógépben apróra vágjuk. (Ha nincs robotgépünk, a karfiolt dobozos reszelőn reszeljük le.) Mérjünk ki 3 csésze karfiolt. Adjuk hozzá a serpenyőben lévő darált marhahús keverékhez. (Ha maradt karfiol, tartsd el egy másik felhasználásra.) Hozzáadjuk a lecsöpögtetett paradicsomot, a petrezselymet, a fekete borsot és a cayenne borsot.

5. Töltsük meg a borsféléket a darált marhahús keverékkel, enyhén csomagoljuk és enyhén halmozzuk fel. A töltött paprikaféléket sütőpapíros tepsire rendezzük. Süssük 30-35 percig, vagy amíg a paprika megpuhul.* Tetejét pekándió morzsával öntjük. Ha szükséges, tálalás előtt tegyük vissza a sütőbe 5 percre, hogy a feltét ropogós legyen.

Diómorzsa feltét: Egy közepes serpenyőben melegíts fel 1 evőkanál extra szűz olívaolajat közepes lángon. Keverj össze 1 teáskanál szárított kakukkfüvet, 1 teáskanál füstölt paprikát és ¼ teáskanál fokhagymaport. Adjunk hozzá 1 csésze finomra vágott diót. Főzzük és keverjük körülbelül 5 percig, vagy amíg a dió aranybarna és enyhén megpirul. Keverj bele egy-két csipet cayenne borsot. Hagyjuk teljesen kihűlni. A maradék cukormázt felhasználásig jól lezárt edényben tárolja a hűtőszekrényben. 1 csésze lesz belőle.

*Megjegyzés: Ha zöldpaprikát használ, süsse további 10 percig.

BÖLÉNY HAMBURGEREK CABERNET HAGYMÁVAL ÉS RUKKOLÁVAL

KÉSZÍTMÉNY:30 perc főzés: 18 perc grillezés: 10 perc elkészítés: 4 adag

A BÖLÉNY NAGYON ALACSONY ZSÍRTARTALMÚÉS 30-50%-KAL GYORSABBAN MEGSÜL, MINT A MARHAHÚS. A HÚS A FŐZÉS UTÁN IS MEGŐRZI VÖRÖS SZÍNÉT, ÍGY A SZÍN NEM A KÉSZENLÉT MUTATÓJA. MIVEL A BÖLÉNY NAGYON SOVÁNY, NE FŐZZÜK 155°F BELSŐ HŐMÉRSÉKLETEN MAGASABBRA.

2 evőkanál extra szűz olívaolaj

2 nagy édes hagyma, vékonyra szeletelve

¾ csésze Cabernet Sauvignon vagy más száraz vörösbor

1 teáskanál mediterrán fűszerezés (lásd bevételt)

¼ csésze extra szűz olívaolaj

¼ csésze balzsamecet

1 evőkanál finomra vágott medvehagyma

1 evőkanál apróra vágott friss bazsalikom

1 kis gerezd fokhagyma apróra vágva

1 kiló őrölt bölény

¼ csésze bazsalikom pesto (lásd bevételt)

5 csésze rukkola

Nyers, sótlan pisztácia, pörkölt (lásd tipp)

1. Egy nagy serpenyőben közepes-alacsony lángon felforrósítjuk a 2 evőkanál olívaolajat. Adjunk hozzá hagymát. Főzzük lefedve 10-15 percig, vagy amíg a hagyma megpuhul, alkalmanként megkeverve. Felfedez; főzzük és keverjük közepesen magas lángon 3-5 percig, vagy amíg a hagyma aranybarna nem lesz. Adjunk hozzá bort; főzzük körülbelül 5 percig, vagy amíg a bor nagy

része el nem párolog. Megszórjuk mediterrán fűszerezéssel; tartsd melegen.

2. Ezalatt a vinaigrette-hez egy csavaros tégelyben keverj össze ¼ csésze olívaolajat, ecetet, medvehagymát, bazsalikomot és fokhagymát. Fedjük le és jól rázzuk össze.

3. Egy nagy tálban enyhén összekeverjük az őrölt bölény és bazsalikomos pestót. Enyhén formázzuk a húskeverékből négy ¾ hüvelyk vastag pogácsát.

4. Faszén- vagy gázsütő esetén a hamburgereket enyhén kikent grillre helyezzük, közvetlenül közepes lángon. Fedjük le, és grillezzük körülbelül 10 percig a kívánt készre (145 °F közepesen ritka vagy 155 °F közepesen), majd egyszer a grillezés felénél megfordítjuk.

5. Helyezze a rukkolát egy nagy tálba. Csorgassuk a vinaigrettet a rukkola; kabátba dobni. Tálaláshoz osszuk el a hagymát négy tányérra; mindegyik tetejére egy bölényhamburgert teszünk. A hamburgerek tetejét rukkolával és pisztáciával megszórjuk.

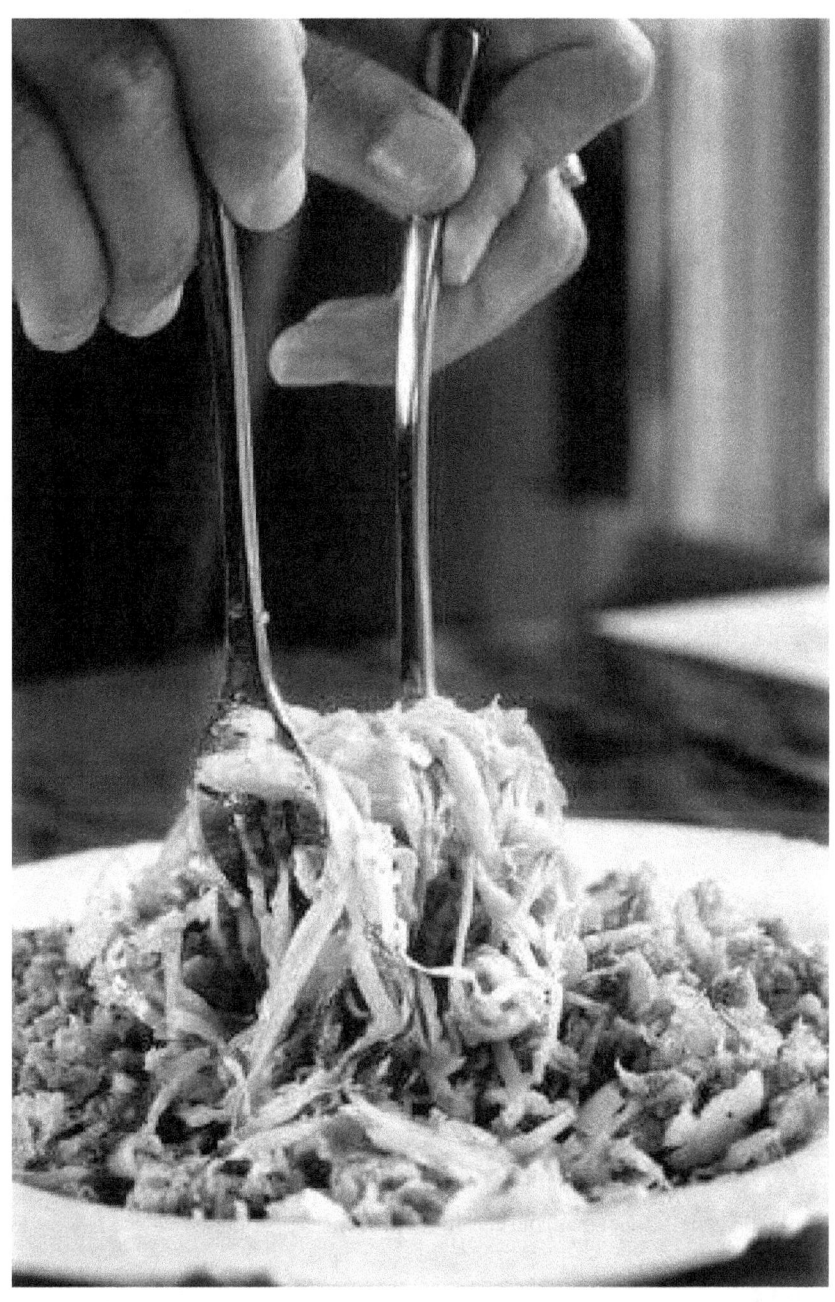

BÖLÉNY ÉS BÁRÁNYFASÍRT MÁNGOLD ÉS ÉDESBURGONYÁVAL

KÉSZÍTMÉNY:1 óra főzés: 20 perc főzés: 1 óra pihentetés: 10 perc készítés: 4 adag

EZ EGY RÉGIMÓDI KÉNYELMI ÉTELMODERN ÉRINTÉSSEL. A VÖRÖSBOROS SERPENYŐS SZÓSZ FELDOBJA A FASÍRT ÍZÉT, A FOKHAGYMÁS MÁNGOLD ÉS A KESUDIÓKRÉMMEL ÉS KÓKUSZOLAJJAL KÉSZÜLT ÉDESBURGONYAPÜRÉ PEDIG HIHETETLEN TÁPANYAGTARTALMAT BIZTOSÍT.

2 evőkanál olívaolaj

1 csésze apróra vágott cremini gomba

½ csésze apróra vágott vöröshagyma (1 közepes)

½ csésze apróra vágott zeller (1 szár)

⅓ csésze finomra vágott sárgarépa (1 kicsi)

½ kis alma, kimagozva, meghámozva és felaprítva

2 gerezd fokhagyma, apróra vágva

½ teáskanál mediterrán fűszerezés (lásdbevételt)

1 nagy tojás, enyhén felverve

1 evőkanál apróra vágott friss zsálya

1 evőkanál apróra vágott friss kakukkfű

8 uncia őrölt bölény

8 uncia darált bárány- vagy marhahús

¾ csésze száraz vörösbor

1 közepes mogyoróhagyma, apróra vágva

¾ csésze marhacsontleves (lásdbevételt) vagy sózatlan húsleves

Édesburgonya püré (lásdbevételt, lent)

Fokhagymás svájci mángold (lásdbevételt, lent)

1. Melegítse elő a sütőt 350°F-ra. Egy nagy serpenyőben közepes lángon hevítsük fel az olívaolajat. Adjuk hozzá a gombát, a hagymát, a zellert és a sárgarépát; főzzük és

keverjük körülbelül 5 percig, vagy amíg a zöldségek megpuhulnak. Csökkentse a hőt alacsonyra; hozzáadjuk a reszelt almát és a fokhagymát. Főzzük lefedve körülbelül 5 percig, vagy amíg a zöldségek nagyon megpuhulnak. Vegyük le a tűzről; belekeverjük a mediterrán fűszerezést.

2. Egy lyukas kanál segítségével tegyük át a gombás keveréket egy nagy tálba, és tartsuk le a csöpögést a serpenyőben. Adjuk hozzá a tojást, a zsályát és a kakukkfüvet. Adjunk hozzá őrölt bölényt és őrölt bárányt; enyhén keverjük össze. Helyezze a húskeveréket egy 2 literes téglalap alakú tepsibe; Formázzunk 7×4 hüvelykes téglalapot. Süssük körülbelül 1 órán keresztül, vagy amíg az azonnali leolvasású hőmérő 155 °F-ot nem mutat. Hagyja állni 10 percig. A fasírtot óvatosan tálaló tányérra szedjük. Fedjük le és tartsuk melegen.

3. A serpenyős szószhoz kaparja le a csöpögést és a ropogósra pirított darabokat a serpenyőből a serpenyőben fenntartott csöpögésekbe. Adjuk hozzá a bort és a metélőhagymát. Forraljuk fel közepes lángon; addig főzzük, amíg felére csökken. Adjunk hozzá marhahús csontlevest; főzzük és keverjük, amíg felére csökken. Vegyük le a serpenyőt a tűzről.

4. Tálaláshoz osszuk el az édesburgonyapürét négy tányérra; tetejére egy kis fokhagymás svájci mángold. Darált marhahús szelet; Adjuk hozzá a mángold szeleteket, és öntsük a serpenyős szósszal.

Édesburgonyapüré: Hámozzon meg és vágjon durvára 4 közepes édesburgonyát. Egy nagy fazékban főzzük a burgonyát annyi forrásban lévő vízben, hogy ellepje 15 percig, vagy amíg megpuhul; csatorna. Burgonyanyomóval pépesítjük. Adjunk hozzá ½ csésze kesudió krémet (lásd<u>bevételt</u>) és 2 evőkanál finomítatlan kókuszolaj; simára gyúrjuk. Tartsd melegen.

Svájci mángold: Távolítsa el a szárát 2 csokor svájci mángoldról, és dobja ki. A leveleket durvára vágjuk. Egy nagy serpenyőben közepes lángon hevíts fel 2 evőkanál olívaolajat. Adjuk hozzá a mángoldot és 2 gerezd apróra vágott fokhagymát; addig főzzük, amíg a mángold megfonnyad, időnként megforgatva csipesszel.

BÖLÉNY HÚSGOMBÓC RIBIZLI-ALMASZÓSSZAL CUKKINI PAPPARDELLE-VEL

KÉSZÍTMÉNY:25 perc főzés: 15 perc főzés: 18 perc készítés: 4 adag

A HÚSGOMBÓC NAGYON NEDVES LESZAHOGY ALAKÍTOD ŐKET. ANNAK ÉRDEKÉBEN, HOGY A HÚSKEVERÉK NE TAPADJON A KEZÉHEZ, TARTSON KÉZNÉL EGY TÁL HIDEG VIZET, ÉS MUNKA KÖZBEN IDŐNKÉNT NEDVESÍTSE MEG A KEZÉT. A FASÍRT KÉSZÍTÉSE KÖZBEN NÉHÁNYSZOR CSERÉLJE KI A VIZET.

HÚSGOLYÓK
Olaj

½ csésze durvára vágott vöröshagyma

2 gerezd fokhagyma, apróra vágva

1 tojás, enyhén felverve

½ csésze finomra vágott gomba és szár

2 evőkanál friss olasz petrezselyem (lapos levél), apróra vágva

2 teáskanál olívaolaj

1 font őrölt bölény (durvára őrölt, ha van)

ALMÁS RIBIZLI SZÓSZ
2 evőkanál olívaolaj

2 nagy Granny Smith alma, meghámozva, kimagozva és apróra vágva

2 medvehagyma, apróra vágva

2 evőkanál friss citromlé

½ csésze csirke csontleves (lásd bevételt) vagy sózatlan csirkehúsleves

2-3 evőkanál szárított ribizli

CUKKINI PAPPARDELLE
6 cukkini

2 evőkanál olívaolaj

¼ csésze apróra vágott metélőhagyma

½ teáskanál őrölt pirospaprika

2 gerezd fokhagyma, apróra vágva

1. A húsgombócokhoz melegítse elő a sütőt 375°F-ra. Egy peremes tepsit enyhén megkenünk olívaolajjal; félrehagyva. Egy robotgépben vagy turmixgépben keverjük össze a hagymát és a fokhagymát. Pulzálj simára. Tegye át a hagymás keveréket egy közepes tálba. Adjunk hozzá tojást, gombát, petrezselymet és 2 teáskanál olajat; keverjük össze. Adjunk hozzá szárazföldi bölényt; enyhén, de jól keverjük össze. Osszuk a húskeveréket 16 részre; húsgombócokat formázunk. Helyezze a húsgombócokat egyenletesen elosztva az előkészített tepsire. 15 percig sütjük; félrehagyva.

2. A szószhoz egy serpenyőben, közepes lángon hevíts fel 2 evőkanál olajat. Adjunk hozzá almát és medvehagymát; főzzük és keverjük 6-8 percig, vagy amíg nagyon puha nem lesz. Keverjük hozzá a citromlevet. Tegye át a keveréket egy konyhai robotgépbe vagy turmixgépbe. Fedjük le és dolgozzuk fel vagy turmixoljuk simára; vissza a serpenyőbe. Hozzáadjuk a csirke csontlevest és a ribizlit. Felforral; csökkenti a hőt. Főzzük fedő nélkül 8-10 percig, gyakran kevergetve. Adjuk hozzá a húsgombócokat; főzzük és lassú tűzön keverjük, amíg át nem melegszik.

3. Közben a pappardelle-hez vágjuk le a cukkini végeit. Mandolinos vagy nagyon éles zöldséghámozó segítségével vékony csíkokra borotváld a cukkinit. (A szalagok érintetlenségének megőrzése érdekében hagyja abba a kaparást, amikor a tök közepén lévő magokhoz ér.) Egy nagy serpenyőben melegítsen fel 2 evőkanál olajat

közepes lángon. Adjuk hozzá a metélőhagymát, a zúzott pirospaprikát és a fokhagymát; főzzük és keverjük 30 másodpercig. Hozzáadjuk a cukkini csíkokat. Főzzük és óvatosan keverjük körülbelül 3 percig, vagy csak addig, amíg megfonnyad.

4. Tálaláskor a pappardelle-t négy tányérra osztjuk; tetejére húsgombóc és almás-ribiszke szósz.

BÖLÉNY-PORCINI BOLOGNAI SÜLT FOKHAGYMÁS SPAGETTIVEL

KÉSZÍTMÉNY:30 perc főzési idő: 1 óra 30 perc főzési idő: 35 perc elkészítési idő: 6 adag

HA AZT HITTED, HOGY ETTÉLAZ UTOLSÓ ÉTELED SPAGETTI HÚSMÁRTÁSSAL, AMIKOR ELFOGADTAD A PALEO® DIÉTÁT, GONDOLD ÁT ÚJRA. EZ A FOKHAGYMÁVAL, VÖRÖSBORRAL ÉS FÖLDES VARGÁNYÁVAL ÍZESÍTETT, GAZDAG BOLOGNAI ÉDES ÉS SÓS SPAGETTITÖK SZÁLAKRA RAKÓDIK. A TÉSZTÁT EGY CSEPPET SEM VESZÍTI EL.

1 uncia szárított vargánya gomba

1 csésze forrásban lévő víz

3 evőkanál extra szűz olívaolaj

1 kiló őrölt bölény

1 csésze reszelt sárgarépa (2)

½ csésze apróra vágott hagyma (1 közepes)

½ csésze apróra vágott zeller (1 szár)

4 gerezd fokhagyma apróra vágva

3 evőkanál sótlan paradicsompüré

½ csésze vörösbor

2 db 15 unciás doboz zúzott paradicsom hozzáadott só nélkül

1 teáskanál szárított oregánó, összetörve

1 teáskanál szárított kakukkfű, összetörve

½ teáskanál fekete bors

1 közepes spagettitök (2 ½-3 font)

1 fokhagymahagyma

1. Egy kis tálban keverjük össze a vargányát és a forrásban lévő vizet; 15 percig pihentetjük. Szűrjük át 100% pamut sajtkendővel bélelt szitán, az áztatófolyadékot tartalékoljuk. Vágja fel a gombát; beállított oldal.

2. Egy 4-5 literes holland sütőben melegíts fel 1 evőkanál olívaolajat közepes lángon. Adjunk hozzá őrölt bölényt, sárgarépát, hagymát, zellert és fokhagymát. Addig főzzük, amíg a hús megpirul, a zöldségek pedig megpuhulnak, fakanállal kevergetve a húst összetörjük. Adjunk hozzá paradicsompürét; főzzük és keverjük 1 percig. Adjunk hozzá vörösbort; főzzük és keverjük 1 percig. Hozzáadjuk a vargányát, a paradicsomot, az oregánót, a kakukkfüvet és a borsot. Adja hozzá a fenntartott gomba folyadékot, ügyelve arra, hogy ne adjon hozzá homokot vagy őrleményt, amely az edény alján lehet. Forraljuk fel, időnként megkeverve; csökkentse a hőt alacsonyra. Főzzük lefedve 1 ½-2 órán át, vagy a kívánt állagúra.

3. Közben melegítse elő a sütőt 375°F-ra. A sütőtököt hosszában félbevágjuk; kaparjuk ki a magokat. A sütőtök felét vágott oldalukkal lefelé egy nagy tepsire helyezzük. Villával szúrjuk át a bőrt. Vágja le a fokhagyma fejének felső ½ hüvelyknyi részét. A fokhagymát vágott felével felfelé a sütőtökkel együtt a tepsibe helyezzük. Meglocsoljuk a maradék 1 evőkanál olívaolajjal. Süssük 35-45 percig, vagy amíg a sütőtök és a fokhagyma megpuhul.

4. Egy kanál és villa segítségével távolítsa el és aprítsa fel a pépet minden tökfélről; áttesszük egy tálba, és letakarva melegen tartjuk. Amikor a fokhagyma elég hideg ahhoz, hogy kezelni tudja, nyomja meg az alsó hagymát, hogy meglazítsa a gerezdeket. Villával pépesítsd a fokhagymagerezdeket. A tökhöz keverjük a zúzott fokhagymát, egyenletesen elosztva a fokhagymát. Tálaláshoz kanál mártással a sütőtök keveréket.

BÖLÉNY CHILI MARHAHÚSSAL

KÉSZÍTMÉNY: 25 perc főzés: 1 óra 10 perc Elkészítés: 4 adag

CUKORMENTES CSOKOLÁDÉ, KÁVÉ ÉS FAHÉJNÖVELJE ÉRDEKLŐDÉSÉT EZ AZ EGÉSZSÉGES KEDVENC. HA MÉG FÜSTÖLTEBB ÍZT SZERETNE, 1 EVŐKANÁL ÉDES FÜSTÖLT PAPRIKÁT HELYETTESÍTSEN A HAGYOMÁNYOS PAPRIKÁVAL.

3 evőkanál extra szűz olívaolaj

1 kiló őrölt bölény

½ csésze apróra vágott hagyma (1 közepes)

2 gerezd fokhagyma, apróra vágva

2 db 14,5 unciás konzerv kockára vágott, sómentes paradicsom, kiöntetlen

1 6 uncia konzerv sótlan paradicsompüré

1 csésze marha csontleves (lásd bevételt) vagy sózatlan húsleves

½ csésze erős kávé

2 oz 99%-os kakaós sütőrúd, apróra vágva

1 kanál paprika

1 teáskanál őrölt kömény

1 teáskanál szárított oregánó

1½ teáskanál füstölt fűszerezés (lásd bevételt)

½ teáskanál fahéjpor

⅓ csésze rögök

1 teáskanál olívaolaj

½ csésze kesudió krém (lásd bevételt)

1 teáskanál friss citromlé

½ csésze friss korianderlevél

4 lime ék

1. Holland sütőben közepes lángon felforrósítjuk a 3 evőkanál olívaolajat. Adjunk hozzá őrölt bölényt, hagymát és fokhagymát; kb. 5 percig főzzük, vagy amíg a hús megpirul, fakanállal kevergetve, hogy a hús feltörjön.

Hozzáadjuk a lecsepegtetett paradicsomot, a paradicsompürét, a marhacsontlevest, a kávét, a sütőcsokoládét, a paprikát, a köményt, az oregánót, az 1 teáskanál füstölt fűszert és a fahéjat. Felforral; csökkenti a hőt. Lefedve 1 órán át főzzük, alkalmanként megkeverve.

2. Közben egy kis serpenyőben pirítsuk meg a rögöket 1 teáskanál olívaolajon, közepes lángon, amíg elkezdenek pattanni és megbarnulni. Helyezze a rögöket egy kis tálba; hozzáadjuk a maradék ½ teáskanál füstölt fűszert; kabátba dobni.

3. Egy kis tálban keverjük össze a kesudiókrémet és a citromlevet.

4. Tálaláshoz kanalazd a chilit tálakba. A felső részek kesudiókrémmel, pepitával és korianderrel. Lime szeletekkel tálaljuk.

MAROKKÓI FŰSZERES BÖLÉNY STEAK GRILLEZETT CITROMMAL

KÉSZÍTMÉNY: 10 perc grillezés: 10 perc: 4 adag

TÁLALJA EZEKET A GYORSAN ELKÉSZÍTHETŐ STEAKEKETFRISS ÉS ROPOGÓSAN FŰSZEREZETT SÁRGARÉPA SALÁTÁVAL (LÁSD<u>BEVÉTELT</u>). HA FINOMSÁGRA VÁGYSZ, GRILLEZETT ANANÁSZT KÓKUSZKRÉMMEL (LÁSD<u>BEVÉTELT</u>) NAGYSZERŰ MÓDJA LENNE AZ ÉTKEZÉS BEFEJEZÉSÉNEK.

2 evőkanál fahéjpor

2 evőkanál paprika

1 kanál fokhagyma por

¼ teáskanál cayenne bors

4 db 6 unciás bölény szűzpecsenye ¾–1 hüvelyk vastagra vágva

2 citrom, vízszintesen félbevágva

1. Egy kis tálban keverje össze a fahéjat, a paprikát, a fokhagymaport és a cayenne borsot. Szárítsa meg a steakeket papírtörlővel. A steak mindkét oldalát bedörzsöljük a fűszerkeverékkel.

2. Faszén- vagy gázgrill esetén a steakeket közepes lángon közvetlenül a grillre helyezzük. Fedjük le, és grillezzük 10-12 percig közepesen ritka (145°F) vagy 12-15 percig közepesen (155°F), a grillezés felénél egyszer fordítsuk meg. Közben a citromféléket vágott felükkel lefelé a grillre helyezzük. Grillezzön 2-3 percig, vagy amíg enyhén megpirul és lédús lesz.

3. Grillezett citromfélekkel tálaljuk, hogy a steakekre nyomkodjuk.

BÖLÉNY KARAJ SÜLT PROVENCE-I GYÓGYNÖVÉNYEKKEL

KÉSZÍTMÉNY:15 perc főzés: 15 perc sütés: 1 óra 15 perc pihentetés: 15 perc készítés: 4 adag

A HERBES DE PROVENCE EGY KEVERÉKSZÁRÍTOTT GYÓGYNÖVÉNYEK, AMELYEK BŐSÉGESEN NŐNEK DÉL-FRANCIAORSZÁGBAN. A KEVERÉK ÁLTALÁBAN BAZSALIKOM, ÉDESKÖMÉNYMAG, LEVENDULA, MAJORÁNNA, ROZMARING, ZSÁLYA, NYÁRI SÓS ÉS KAKUKKFŰ KOMBINÁCIÓJÁT TARTALMAZZA. EZ A NAGYON AMERIKAI SÜLT NAGYON FINOM.

- 1 db 3 kilós bölény karaj pecsenye
- 3 evőkanál Provence-i fűszernövény
- 4 evőkanál extra szűz olívaolaj
- 3 gerezd fokhagyma apróra vágva
- 4 kis paszternák, meghámozva és apróra vágva
- 2 érett körte kimagozva és apróra vágva
- ½ csésze cukrozatlan körtenektár
- 1-2 teáskanál friss kakukkfű

1. Melegítse elő a sütőt 375°F-ra. Vágja le a zsírt a sültről. Egy kis tálban keverje össze a Herbes de Provence-ot, 2 evőkanál olívaolajat és fokhagymát; dörzsölje át az egész sültet.

2. Helyezze a sültet egy rácsra egy sekély serpenyőbe. Helyezzen egy sütő hőmérőt a serpenyő közepébe.* Süssük fedő nélkül 15 percig. Csökkentse a sütő hőmérsékletét 300 °F-ra. Süssük további 60-65 percig,

vagy amíg a húshőmérő 140 °F-ot nem mutat (közepesen ritka). Alufóliával letakarjuk és 15 percig pihentetjük.

3. Közben egy nagy serpenyőben közepes lángon felforrósítjuk a maradék 2 evőkanál olívaolajat. Adjunk hozzá fehérrépát és körtét; 10 percig főzzük, vagy amíg a paszternák ropogós-puha nem lesz, időnként megkeverve. Adjunk hozzá körtenektárt; főzzük körülbelül 5 percig, vagy amíg a szósz kissé besűrűsödik. Megszórjuk kakukkfűvel.

4. Vágja a sültet vékony szeletekre a szemek mentén. A húst tejszínnel és körtével tálaljuk.

*Tipp: A bölény nagyon sovány, és gyorsabban fő, mint a marhahús. Ezenkívül a hús színe vörösebb, mint a marhahús, így nem támaszkodhat vizuális jelzésekre a készenlét meghatározásához. Szüksége lesz egy húshőmérőre, hogy tudja, mikor készült el a hús. A sütő hőmérője ideális, bár nem szükséglet.

KÁVÉBAN PÁROLT BÖLÉNY RÖVID TARJA MANDARIN GREMOLATÁVAL ÉS ZELLER GYÖKÉRPÜRÉVEL

KÉSZÍTMÉNY: 15 perc főzés: 2 óra 45 perc: 6 adag

A BÖLÉNY RÖVID BORDÁI NAGYOK ÉS HÚSOSAK. JÓ HOSSZÚ FŐZÉST IGÉNYELNEK FOLYADÉKBAN, HOGY MEGPUHULJANAK. A MANDARINHÉJJAL KÉSZÜLT GREMOLATA FELDOBJA ENNEK A KIADÓS ÉTELNEK AZ ÍZÉT.

PÁCOLT
2 csésze víz
3 csésze erős kávé, jeges
2 csésze friss mandarinlé
2 evőkanál apróra vágott friss rozmaring
1 teáskanál durvára őrölt fekete bors
4 font bölény rövid bordák, a bordák közé vágva, hogy elválasszon

SAUTE
2 evőkanál olívaolaj
1 teáskanál fekete bors
2 csésze apróra vágott hagyma
½ csésze apróra vágott metélőhagyma
6 gerezd fokhagyma apróra vágva
1 jalapeño paprika kimagozva és apróra vágva (lásd tipp)
1 csésze erős kávé
1 csésze marha csontleves (lásd bevételt) vagy sózatlan húsleves
¼ csésze paleo ketchup (lásd bevételt)
2 evőkanál dijoni mustár (lásd bevételt)
3 evőkanál almaecet
Zeller gyökérpüré (lásd bevételt, lent)
Mandarin Gremolata (lásd bevételt, jobb)

1. A páchoz egy nagy, nem reakcióképes edényben (üveg vagy rozsdamentes acél) keverje össze a vizet, a jeges kávét, a mandarinlevet, a rozmaringot és a fekete borsot. Adjunk hozzá bordákat. Ha szükséges, tegyen egy tányért a bordák tetejére, hogy elmerüljenek. Fedjük le és tegyük hűtőbe 4-6 órára, egyszer átrendezzük és megkeverjük.

2. A pároláshoz melegítse elő a sütőt 325°F-ra. A bordákat lecsepegtetjük, a pácot kiöntjük. Szárítsa meg a bordákat papírtörlővel. Egy nagy holland sütőben melegítse fel az olívaolajat közepesen magas hőfokon. Fűszerezzük a bordákat fekete borssal. A bordákat adagonként pirítsd, amíg minden oldaluk megpirul, adagonként körülbelül 5 percig. Tedd át egy nagy tányérra.

3. Adja hozzá a hagymát, a mogyoróhagymát, a fokhagymát és a jalapenót a serpenyőbe. Csökkentse a hőt közepesre, fedje le és párolja, amíg a zöldségek megpuhulnak, időnként megkeverve körülbelül 10 percig. Adjunk hozzá kávét és húslevest; keverjük össze, kaparjuk fel a megbarnult darabokat. Adjunk hozzá Paleo Ketchupot, Dijon stílusú mustárt és ecetet. Felforral. Adjunk hozzá bordákat. Lefedjük és áttesszük a sütőbe. Főzzük, amíg a hús megpuhul, körülbelül 2 óra 15 percig, óvatosan kevergetve és egyszer-kétszer átrendezve a bordákat.

4. Tegye át a bordákat egy tányérra; sátor alufóliával a melegen tartás érdekében. A zsírt kanalazzuk le a szósz felületéről. Forraljuk a szószt 2 csészére, körülbelül 5 percig. Osszuk el a zellergyökércefrét 6 tányérra; tetejére bordával és szósszal. Megszórjuk Tangerine Gremolatával.

Zeller gyökérpüré: Egy nagy edényben keverj össze 3 kiló zellergyökeret, meghámozva és 1 hüvelykes darabokra vágva, és 4 csésze csirke csontlevest (lásd<u>bevételt</u>) vagy sózatlan csirkehúsleves. Felforral; csökkenti a hőt. A zellergyökeret lecsepegtetjük, a levest lefedve. Tegye vissza a zeller gyökerét a serpenyőbe. Adjunk hozzá 1 evőkanál olívaolajat és 2 teáskanál apróra vágott friss kakukkfüvet. Burgonyanyomóval pépesítsük a zellergyökeret, a fenntartott húslevest adjuk hozzá, néhány kanállal, a kívánt állag eléréséhez.

Mandarin Gremolata: Egy kis tálban keverj össze ½ csésze apróra vágott friss petrezselymet, 2 evőkanál finomra reszelt mandarin héját és 2 gerezd darált fokhagymát.

MARHA CSONTLEVES

KÉSZÍTMÉNY: 25 perc sütés: 1 óra sütés: 8 óra Elkészítés: 8-10 csésze

A CSONTFAROK RENDKÍVÜL GAZDAG ÍZŰ HÚSLEVEST ADAMELY FELHASZNÁLHATÓ BÁRMILYEN MARHAHÚSLEVEST IGÉNYLŐ RECEPTBEN – VAGY EGYSZERŰEN ELVIHETŐ BÖGRÉBEN A NAP BÁRMELY SZAKÁBAN. BÁR VALÓJÁBAN EGY ÖKÖRBŐL SZÁRMAZTAK, AZ ÖKÖRFAROK MA MÁR EGY MARHAHÚSBÓL SZÁRMAZIK.

5 durvára vágott sárgarépa
5 zellerszár, durvára vágva
2 sárgahagyma, meghámozva, félbevágva
8 uncia fehér gomba
1 fokhagymahagyma, meghámozva, félbevágva
2 kiló ökörfarkcsont vagy marhacsont
2 paradicsom
12 csésze hideg víz
3 babérlevél

1. Melegítse elő a sütőt 400°F-ra. Egy nagy serpenyőben vagy sekély serpenyőben rendezze el a sárgarépát, a zellert, a hagymát, a gombát és a fokhagymát; a csontokat a zöldségek tetejére helyezzük. Konyhai robotgépben simára verjük a paradicsomot. A paradicsomot szórjuk rá a csontokra, hogy ellepje (nem baj, ha a püré egy része a serpenyőbe és a zöldségekre csöpög). Süssük 1-1 1/2 órán keresztül, vagy amíg a csontok sötétbarnák és a zöldségek karamellizálódnak. Tegye át a csontokat és a zöldségeket egy 10-12 literes holland sütőbe vagy fazékba. (Ha a paradicsomkeverék egy része karamellizálódik a serpenyő alján, öntsünk a serpenyőbe 1 csésze forró vizet, és

kaparjuk fel a darabokat. Öntsük a folyadékot a csontokra és a zöldségekre, és 1 csészével csökkentsük a víz mennyiségét.) Adjuk hozzá. a hideg víz és a babérlevél.

2. Lassan forralja fel a keveréket közepesen magas vagy magas hőn. Csökkentse a hőt; fedjük le és pároljuk a húslevest 8-10 órán keresztül, időnként megkeverve.

3. Szűrjük le a húslevest; dobja el a csontokat és a zöldségeket. Hideg húsleves; vigye át a húslevest tárolóedényekbe, és hűtse le legfeljebb 5 napig; 3 hónapig fagyasztható.*

Útmutató a lassú tűzéshez: 6-8 literes lassú tűzhelyhez használjon 1 font marhacsontot, 3 sárgarépát, 3 zellerszárat, 1 sárgahagymát és 1 fokhagymahagymát. Darálj le 1 paradicsomot, és dörzsöld át vele a csontokat. Az utasítás szerint megsütjük, majd a csontokat és a zöldségeket áttesszük a lassú tűzhelyre. Borotválja le a karamellizált paradicsomot az utasításoknak megfelelően, és tegye a lassú tűzhelyre. Adjunk hozzá annyi vizet, hogy ellepje. Fedjük le, és nagy lángon főzzük, amíg a húsleves fel nem forr, körülbelül 4 óra. Csökkentse alacsony hőmérsékletre; 12-24 óráig főzzük. Szűrjük le a húslevest; dobja el a csontokat és a zöldségeket. Tárolja az utasításoknak megfelelően.

*Tipp: A húsleves zsírjának könnyű eltávolításához tárolja a húslevest egy éjszakán át egy lefedett edényben a hűtőszekrényben. A zsír a tetejére emelkedik, és szilárd réteget képez, amely könnyen lekaparható. Lehűlés után a húsleves besűrűsödhet.

TUNÉZIAI FŰSZEREKKEL FŰSZEREZETT SERTÉSLAPOCKA FŰSZERES ÉDESBURGONYA KRUMPLIVAL

KÉSZÍTMÉNY:25 perc sütés: 4 óra sütő: 30 perc Elkészítés: 4 adag

EZ EGY REMEK ÉTEL ELKÉSZÍTHETŐEGY HIDEG ŐSZI NAPON. A HÚS ÓRÁKIG SÜL A SÜTŐBEN, ÍGY OTTHONÁBAN CSODÁLATOS ILLATÚ LESZ, ÉS IDEJE MARAD MÁS DOLGOKRA IS. A KEMENCÉBEN SÜLT KRUMPLI NEM OLYAN ROPOGÓS, MINT A FEHÉR BURGONYA, DE A MAGA MÓDJÁN FINOM, FŐLEG FOKHAGYMÁS MAJONÉZBE MÁRTVA.

SERTÉSHÚS

- 1 2½-3 font csontos sült sertés lapocka
- 2 teáskanál ancho paprika
- 2 teáskanál őrölt kömény
- 1 teáskanál köménymag, enyhén összetörve
- 1 teáskanál őrölt koriander
- ½ teáskanál őrölt kurkuma
- ¼ teáskanál fahéjpor
- 3 evőkanál olívaolaj

SÜLTKRUMPLI

- 4 közepes édesburgonya (körülbelül 2 font), meghámozva és ½ hüvelyk vastag szeletekre vágva
- ½ teáskanál őrölt pirospaprika
- ½ teáskanál hagymapor
- ½ teáskanál fokhagymapor
- Olaj
- 1 vöröshagyma, vékonyra szeletelve

Paleo Aïoli (Fokhagyma-majo) (lásd bevételt)

1. Melegítse elő a sütőt 300°F-ra. Vágja le a zsírt a húsról. Egy kis tálban keverje össze az ancho chilit, az őrölt köményt, a köménymagot, a koriandert, a kurkumát és a fahéjat. A húst megszórjuk a fűszerkeverékkel; ujjaival egyenletesen dörzsölje bele a húsba.

2. Egy 5-6 literes holland sütőben melegíts fel 1 evőkanál olívaolajat közepesen magas lángon. A sertéshúst minden oldalról megpirítjuk forró olajban. Fedjük le, és süssük körülbelül 4 órán keresztül, vagy amíg nagyon megpuhul, és a húshőmérő 190 ° F-ot nem mutat. Vegye ki a holland sütőt a sütőből. Lefedve hagyjuk ülni, amíg elkészítjük az édesburgonya krumplit és a hagymát, a zsírból 1 evőkanálnyit a holland sütőben tárolunk.

3. Növelje a sütő hőmérsékletét 400°F-ra. Az édesburgonya krumplihoz egy nagy tálban keverje össze az édesburgonyát, a maradék 2 evőkanál olívaolajat, a törött pirospaprikát, a hagymaport és a fokhagymaport; kabátba dobni. Egy nagy tepsit vagy két kisebbet kibélelünk alufóliával; megkenjük további olívaolajjal. Az elkészített tepsi(ek)en egy rétegben elrendezzük az édesburgonyát. Körülbelül 30 percig sütjük, vagy amíg megpuhul, a főzés felénél megforgatva az édesburgonyát.

4. Közben vegye ki a marhahúst a holland sütőből; fedjük le alufóliával, hogy melegen tartsuk. Lecsepegtetjük, 1 evőkanál zsírt lecsepegve. Tegye vissza a fenntartott zsírt a holland sütőbe. Adjunk hozzá hagymát; főzzük közepes lángon körülbelül 5 percig, vagy amíg megpuhul, időnként megkeverve.

5. Tegye át a sertéshúst és a hagymát egy tálalóedénybe. Két villa segítségével nagy darabokra húzzuk a sertéshúst. Sertéshúst és krumplit Paleo Aïolival tálaljuk.

KUBAI GRILLEZETT SERTÉS LAPOCKA

KÉSZÍTMÉNY:15 perc pácolás: 24 óra grill: 2 óra 30 perc pihentetés: 10 perc készítés: 6-8 adag

SZÁRMAZÁSI ORSZÁGÁBAN „LECHON ASADO" NÉVEN ISMERT,EZT A SERTÉSSÜLTET FRISS CITRUSLEVEK, FŰSZEREK, TÖRÖTT PIROSPAPRIKA ÉS EGY EGÉSZ GEREZD FOKHAGYMA KEVERÉKÉBEN PÁCOLJÁK. EGY ÉJSZAKAI PÁCBAN ÁZTATÁS UTÁN FORRÓ PARÁZSON FŐZVE HIHETETLEN ÍZT ÁRASZT.

1 fokhagymahagyma, gerezdek szétválasztva, meghámozva és apróra vágva
1 csésze durvára vágott hagyma
1 csésze olívaolaj
1⅓ csésze friss citromlé
⅔ csésze friss narancslé
1 evőkanál őrölt kömény
1 evőkanál szárított oregánó, összetörve
2 teáskanál frissen őrölt fekete bors
1 teáskanál őrölt pirospaprika
1 db 4-5 kilós csont nélküli sertés lapocka

1. A páchoz a fokhagyma fejét gerezdekre vágjuk. Hámozza meg és vágja fel a szegfűszeget; Tegyük egy nagy tálba. Adjuk hozzá a hagymát, az olívaolajat, a citromlevet, a narancslevet, a köményt, az oregánót, a fekete borsot és a törött pirospaprikát. Jól összekeverjük és pihentetjük.

2. Csontozókéssel mélyen átszúrjuk a sertéshúst. Óvatosan engedje le a sültet a pácba, amennyire csak lehetséges, merítse a folyadékba. Fedje le szorosan a tálat műanyag fóliával. 24 órára hűtőben pácoljuk, egyszer megforgatjuk.

3. Vegye ki a sertéshúst a pácból. A pácot egy közepes méretű serpenyőbe öntjük. Felforral; forraljuk 5 percig. Forróról levéve hagyjuk kihűlni. Félrehagyta.

4. Faszén grillezéshez közepes lángon elrendezzük a parazsat egy csepegtetőedény körül. Tesztelje a közepes lángot a serpenyő felett. Helyezze a húst a rácsra a csepegtetőtál fölé. Fedjük le, és grillezzük 2½-3 órán keresztül, vagy amíg a sült közepébe helyezett azonnali leolvasású hőmérő 140 °F-ot nem mutat. (Gázgrill esetén melegítse elő a grillt. Csökkentse a hőt közepesre. Állítsa be a közvetett sütéshez. Helyezze a húst a grillen a kikapcsolt égő fölött. Fedjük le és grillezzük az utasítás szerint.) Vegye ki a húst a grillről. Lazán letakarjuk alufóliával, és 10 percig pihentetjük, mielőtt faragnánk vagy kihúznánk.

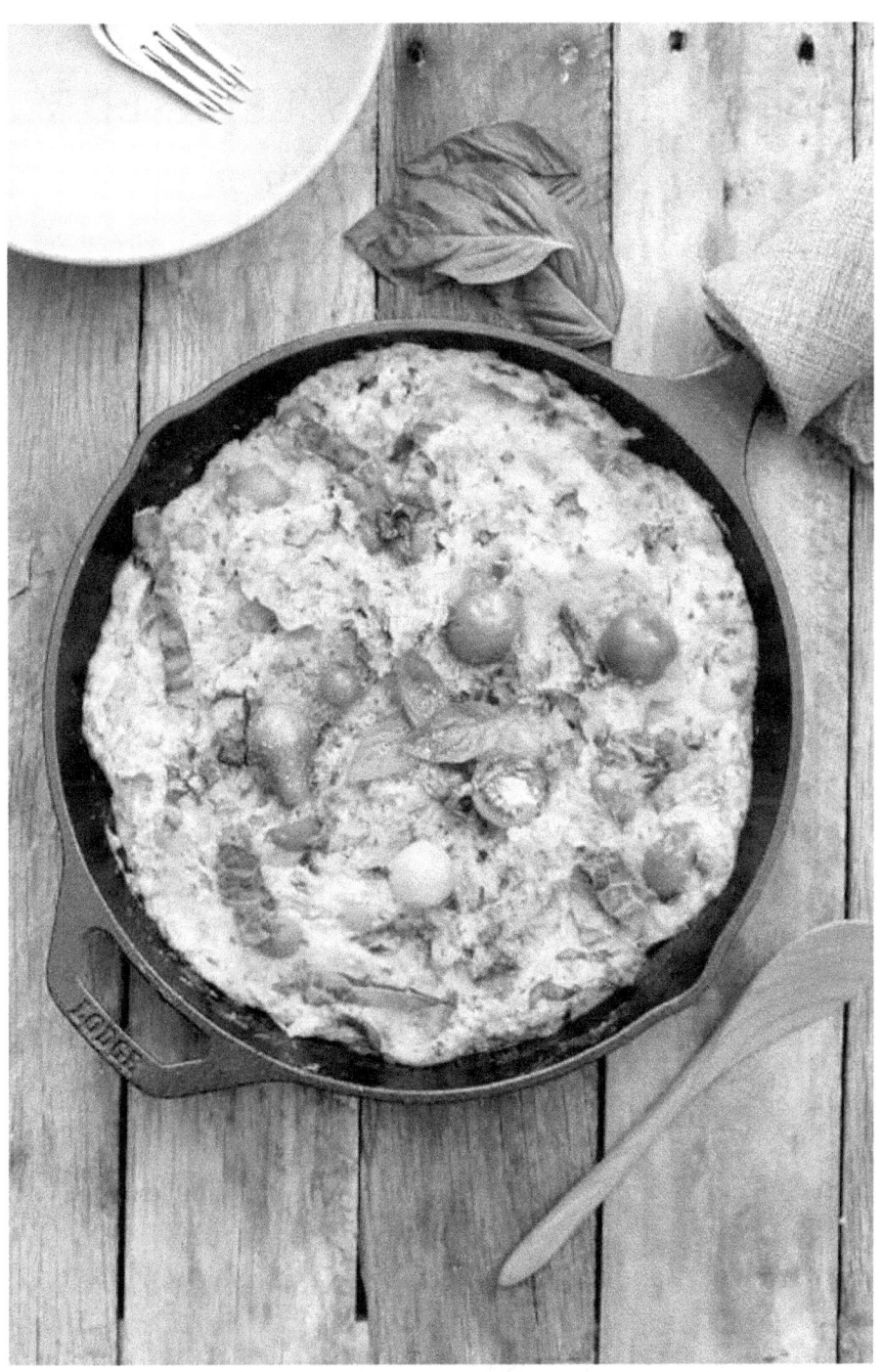

OLASZ SERTÉSSÜLT FŰSZEREKKEL ÉS ZÖLDSÉGEKKEL

KÉSZÍTMÉNY:20 perc sütés: 2 óra 25 perc pihentetés: 10 perc készítés: 8 adag

A „FRISSEN JOBB" EGY JÓ MANTRA AMIT A LEGTÖBBSZÖR KÖVETNI KELL A FŐZÉS SORÁN. A SZÁRÍTOTT FŰSZERNÖVÉNYEK AZONBAN KIVÁLÓAN HASZNÁLHATÓK A HÚSDÖRZSÖLÉSBEN. A FŰSZERNÖVÉNYEK SZÁRÍTÁSAKOR AZ ÍZÜK KONCENTRÁLÓDIK. AMIKOR ÉRINTKEZNEK A HÚS NEDVESSÉGÉVEL, KIADJÁK AZ ÍZEIKET, MINT EBBEN A PETREZSELYEMMEL, ÉDESKÖMÉNNYEL, OREGÁNÓVAL, FOKHAGYMÁVAL ÉS FŰSZERES PIROSPAPRIKÁVAL ÍZESÍTETT OLASZ STÍLUSÚ SÜLTBEN.

2 evőkanál szárított petrezselyem, zúzott

2 evőkanál édesköménymag, összetörve

4 teáskanál szárított oregánó, összetörve

1 teáskanál frissen őrölt fekete bors

½ teáskanál őrölt pirospaprika

4 gerezd fokhagyma apróra vágva

1 db 4 kilós csontos sertéslapocka

1-2 evőkanál olívaolaj

1¼ csésze víz

2 közepes hagyma, meghámozva és karikákra vágva

1 nagy édesköményhagyma, levágva, kimagozva és felszeletelve

2 kiló kelbimbó

1. Melegítse elő a sütőt 325°F-ra. Egy kis tálban keverje össze a petrezselymet, az édesköménymagot, az oregánót, a fekete borsot, a törött pirospaprikát és a fokhagymát; félrehagyva. A sertéssültet szükség esetén kicsavarjuk. Vágja le a zsírt a húsról. A húst minden oldalát

bedörzsöljük a fűszerkeverékkel. Ha szükséges, helyezze vissza a serpenyőt, hogy összetartsa.

2. Egy holland sütőben melegítse fel az olajat közepesen magas lángon. A forró olajban süsd meg a húst minden oldalról. Lecsepegtetjük a zsírt. Öntse a vizet a holland sütőbe a sült körül. Fedő nélkül 1 1/2 órán át sütjük. A sertéssült köré rendezzük a hagymát és az édesköményt. Lefedjük és további 30 percig sütjük.

3. Közben vágja le a kelbimbó szárát, és távolítsa el a fonnyadt külső leveleket. A kelbimbót félbevágjuk. Tegye a kelbimbót a holland sütőbe, és helyezze el a többi zöldség tetején. Fedjük le és süssük további 30-35 percig, vagy amíg a zöldségek és a hús megpuhulnak. Tegyük át a húst egy tálra, és fedjük le alufóliával. Felvágás előtt 15 percig pihentetjük. Dobd meg a zöldségeket serpenyőben lévő levekkel bevonáshoz. Egy réskanállal távolítsa el a zöldségeket a tálba vagy tálba; fedjük le, hogy melegen tartsuk.

4. Egy nagy kanál segítségével szedjük le a zsírt a serpenyőből. Öntsük át a serpenyőben maradt levet egy szitán. A sertéshúst felszereteljük, a csontot eltávolítjuk. A húst zöldségekkel és serpenyős levével tálaljuk.

SLOW COOKER SERTÉSVAKOND

KÉSZÍTMÉNY:20 perc lassú főzés: 8-10 óra (alacsony) vagy 4-5 óra (magas): 8 adag

KÖMÉNNYEL, KORIANDERREL, OREGÁNÓVAL, PARADICSOMMAL, MANDULÁVAL, MAZSOLÁVAL, BORSSAL ÉS CSOKOLÁDÉVAL,EBBEN A GAZDAG, CSÍPŐS SZÓSZBAN SOK MINDEN TÖRTÉNIK – NAGYON JÓ ÉRTELEMBEN. IDEÁLIS ÉTKEZÉST REGGEL KEZDENI, MIELŐTT ELINDULNA A NAPRA. HA HAZAÉR, A VACSORA MÁR MAJDNEM KÉSZEN VAN – ÉS A HÁZA CSODÁLATOS ILLATÚ.

- 1 db 3 kilós csont nélküli sertés lapocka
- 1 csésze durvára vágott hagyma
- 3 gerezd fokhagyma, szeletelve
- 1 ½ csésze marhacsontleves (lásd bevételt), Csirkecsontleves (lásd bevételt), vagy sózatlan hús- vagy csirkehúsleves
- 1 evőkanál őrölt kömény
- 1 evőkanál őrölt koriander
- 2 teáskanál szárított oregánó, összetörve
- 1 15 uncia konzerv kockára vágott, sómentes paradicsom, lecsepegtetve
- 1 6 uncia konzerv só nélkül hozzáadott paradicsompüré
- ½ csésze szeletelt mandula, pirított (lásd tipp)
- ¼ csésze kénmentes mazsola vagy aranyribiszke
- 2 uncia cukrozatlan csokoládé (például Scharffen Berger 99%-os kakaószelet), durvára vágva
- 1 egész szárított ancho vagy chipotle paprika
- 2 db 4 hüvelykes fahéjrúd
- ¼ csésze apróra vágott friss koriander
- 1 avokádó, meghámozva, kimagozva és vékony szeletekre vágva
- 1 lime, szeletekre vágva
- ⅓ csésze pörkölt sózatlan zöld tökmag (opcionális) (lásd tipp)

1. Távolítsa el a zsírt a sertéssültről. Ha szükséges, vágja fel a húst, hogy elférjen egy 5-6 literes lassú tűzhelyen; félrehagyva.

2. A lassú tűzhelyben keverje össze a hagymát és a fokhagymát. Egy 2 csésze üveg mérőedényben keverje össze a marhacsontlevest, a köményt, a koriandert és az oregánót; serpenyőbe öntjük. Hozzáadjuk az apróra vágott paradicsomot, a paradicsompürét, a mandulát, a mazsolát, a csokoládét, a szárított borsot és a fahéjrudakat. Helyezze a húst a serpenyőbe. A tetejére kenjük a paradicsomkeverék egy részét. Fedjük le, és főzzük alacsony hőmérsékleten 8-10 órán át, vagy magas hőmérsékleten 4-5 órán keresztül, vagy amíg a sertés megpuhul.

3. Tegye át a sertéshúst egy vágódeszkára; hűtsd le egy kicsit. Két villa segítségével darabokra vágjuk a húst. Fedjük le a húst alufóliával és tegyük félre.

4. Távolítsa el és dobja ki a szárított borsot és fahéjrudakat. Egy nagy kanál segítségével távolítsuk el a zsírt a paradicsomos keverékről. Tegye át a paradicsomkeveréket turmixgépbe vagy konyhai robotgépbe. Fedjük le, és turmixoljuk vagy dolgozzuk fel majdnem simára. Tegye vissza a felaprított sertéshúst és a szószt a lassú tűzhelybe. Tálalásig tartsa melegen alacsony lángon, legfeljebb 2 óráig.

5. Közvetlenül tálalás előtt keverje hozzá a koriandert. A vakondot tálakba tálaljuk, és avokádószeletekkel, citromkarikákkal, és tetszés szerint tökmaggal díszítjük.

FŰSZERES SERTÉSHÚS KÖMÉNNYEL ÉS TÖKPÖRKÖLTTEL

KÉSZÍTMÉNY:30 perc főzés: 1 óra készít: 4 adag

FŰSZERES MUSTÁR ÉS CUKKINIADJUNK HOZZÁ ÉLÉNK SZÍNEKET ÉS EGY SOR VITAMINT – VALAMINT ROSTOT ÉS FOLSAVAT – EHHEZ A KELET-EURÓPAI ÍZEKKEL FŰSZEREZETT PÖRKÖLTHÖZ.

1 1 ¼ - 1 ½ font sertés lapocka

1 kanál paprika

1 evőkanál köménymag, finomra törve

2 teáskanál száraz mustár

¼ teáskanál cayenne bors

2 evőkanál finomított kókuszolaj

8 uncia friss gomba, vékonyra szeletelve

2 zellerszár, keresztben 1 hüvelykes szeletekre vágva

1 kis vöröshagyma, vékony szeletekre vágva

6 gerezd fokhagyma apróra vágva

5 csésze csirke csontleves (lásdbevételt) vagy sózatlan csirkehúsleves

2 csésze kockára vágott hámozott cukkini

3 csésze durvára vágott mustárzöld vagy zöldkáposzta

2 evőkanál apróra vágott friss zsálya

¼ csésze friss citromlé

1. Vágja le a zsírt a sertéshúsról. Vágja a sertéshúst 1 ½ hüvelykes kockákra; Tegyük egy nagy tálba. Egy kis tálban keverje össze a paprikát, a köménymagot, a száraz mustárt és a cayenne borsot. Megszórjuk a sertéshússal, megforgatjuk, hogy egyenletesen bevonódjon.

2. Egy 4-5 literes holland sütőben melegítse fel a kókuszolajat közepes lángon. Adjuk hozzá a hús felét; időnként megkeverve aranybarnára sütjük. Vegye ki a húst a

serpenyőből. Ismételje meg a maradék hússal. Tegye félre a húst.

3. Tegye a gombát, a zellert, a lilahagymát és a fokhagymát a holland sütőbe. 5 percig főzzük, időnként megkeverve. Tegye vissza a húst a holland sütőbe. Óvatosan adjuk hozzá a csirke csontlevest. Felforral; csökkenti a hőt. Fedjük le és főzzük 45 percig. Belekeverjük a sütőtököt. Fedjük le és főzzük további 10-15 percig, vagy amíg a sertéshús és a sütőtök megpuhul. Adjuk hozzá a mustárleveleket és a zsályát. Főzzük 2-3 percig, vagy amíg a zöldek megpuhulnak. Keverjük hozzá a citromlevet.

GYÜMÖLCCSEL TÖLTÖTT HÁTSZÍN SÜLT KONYAKMÁRTÁSSAL

KÉSZÍTMÉNY:30 perc főzés: 10 perc sütés: 1 óra és 15 perc pihentetés: 15 perc: 8-10 adag

EZ AZ ELEGÁNS SÜLT TÖKÉLETESEGY KÜLÖNLEGES ALKALOM VAGY CSALÁDI ÖSSZEJÖVETEL, KÜLÖNÖSEN ŐSSZEL. ÍZEI – ALMA, SZERECSENDIÓ, SZÁRÍTOTT GYÜMÖLCS ÉS DIÓ – MEGRAGADJÁK ANNAK AZ ÉVSZAKNAK A LÉNYEGÉT. ÉDESBURGONYA-ÁFONYAPÜRÉVEL ÉS SÜLT CÉKLÁS KELKÁPOSZTA SALÁTÁVAL TÁLALJUK (LÁSD**BEVÉTELT**).

SÜTNI

- 1 kanál olívaolaj
- 2 csésze apróra vágott és hámozott Granny Smith alma (kb. 2 közepes)
- 1 medvehagyma, finomra vágva
- 1 evőkanál apróra vágott friss kakukkfű
- ¾ teáskanál frissen őrölt fekete bors
- ⅛ teáskanál őrölt szerecsendió
- ½ csésze szeletelt kéntelen szárított sárgabarack
- ¼ csésze apróra vágott dió, pirított (lásd**tipp**)
- 1 csésze csirke csontleves (lásd**bevételt**) vagy sózatlan csirkehúsleves
- 1 3 kilós csont nélküli sertés karaj (egy karaj)

PÁLINKASZÓSZ

- 2 evőkanál almabor
- 2 evőkanál pálinka
- 1 teáskanál dijoni mustár (lásd**bevételt**)
- Frissen őrölt fekete bors

1. A töltelékhez egy nagy serpenyőben közepes lángon hevítsük fel az olívaolajat. Adjuk hozzá az almát, a medvehagymát, a kakukkfüvet, a ¼ teáskanál borsot és a

szerecsendiót; főzzük 2-4 percig, vagy amíg az alma és a mogyoróhagyma puha és aranyszínű lesz, alkalmanként megkeverve. Adjuk hozzá a sárgabarackot, a diót és 1 evőkanál húslevest. Fedő nélkül 1 percig főzzük, hogy a sárgabarack megpuhuljon. Levesszük a tűzről és félretesszük.

2. Melegítse elő a sütőt 325°F-ra. Pillangózza meg a sertéssültet úgy, hogy hosszában levágja a sült közepét, és a másik oldalát ½ hüvelykre vágja. Nyissa ki a sültet. Helyezze a kést a V-metszetbe, vízszintesen a V egyik oldala felé, és vágja le az oldaltól számított ½ hüvelyk távolságon belül. Ismételje meg a V. másik oldalán. Nyissa ki a sütőedényt és fedje le műanyag fóliával. A közepétől a szélek felé haladva verje meg a sültet egy húskalapáccsal körülbelül ¾ hüvelyk vastagságig. Távolítsa el és dobja ki a műanyag fóliát. A tölteléket a tepsi tetejére kenjük. Az egyik rövid oldaláról kiindulva spirál alakúra tekerjük a sültet. Több helyen 100% pamut konyhai zsinórral kötözze meg, hogy rögzítse a sütést. Megszórjuk a sült maradék ½ teáskanál borssal.

3. Helyezze a sültet egy rácsra egy sekély serpenyőbe. Helyezzen egy sütő hőmérőt a serpenyő közepébe (ne a töltelékbe). Fedő nélkül sütjük 1 óra 15 perctől 1 óra 30 percig, vagy amíg a hőmérő 145 °F-ot nem mutat. vágás előtt 15 percig pihentetjük.

4. Eközben a pálinkaszószhoz keverje össze a serpenyőben a maradék húslevest és az almabor csöpögését, és keverje össze, hogy a megbarnult darabokat kikaparja. A csepegést egy közepes lábosba szűrjük. Felforral; főzzük

körülbelül 4 percig, vagy amíg a szósz egyharmadára csökken. Adjuk hozzá a pálinkát és a dijoni mustárt. Ízlés szerint további borssal ízesítjük. A mártást a sertéskaraj mellé tálaljuk.

PORCHETTA STÍLUSÚ SERTÉSSÜLT

KÉSZÍTMÉNY:15 perc pác: éjszakai pihenés: 40 perc sütés: 1 óra készít: 6 adag

HAGYOMÁNYOS OLASZ PORCHETTA(AMERIKAI ANGOLUL NÉHA PORKETTA) EGY CSONT NÉLKÜLI SZOPÓS MALAC, AMELYET FOKHAGYMÁVAL, ÉDESKÖMÉNNYEL, BORSSAL ÉS GYÓGYNÖVÉNYEKKEL, PÉLDÁUL ZSÁLYÁVAL VAGY ROZMARINGGAL TÖLTENEK, MAJD NYÁRSRA HELYEZVE FÁN MEGSÜTIK. ÁLTALÁBAN NAGYON SÓS IS. EZ A PALEO VÁLTOZAT LEEGYSZERŰSÍTETT ÉS NAGYON FINOM. ÍZLÉS SZERINT CSERÉLJE KI FRISS ROZMARINGGAL A ZSÁLYÁT, VAGY HASZNÁLJA A KÉT FŰSZERNÖVÉNY KEVERÉKÉT.

1 2-3 kilós csont nélküli sertés karaj

2 evőkanál édesköménymag

1 teáskanál fekete bors

½ teáskanál őrölt pirospaprika

6 gerezd fokhagyma apróra vágva

1 evőkanál finomra reszelt narancshéj

1 evőkanál apróra vágott friss zsálya

3 evőkanál olívaolaj

½ csésze száraz fehérbor

½ csésze csirke csontleves (lásd<u>bevételt</u>) vagy sózatlan csirkehúsleves

1. Vegye ki a marhasültet a hűtőszekrényből; hagyja szobahőmérsékleten 30 percig. Közben egy kis serpenyőben pirítsd meg az édesköménymagot közepes lángon, gyakran kevergetve, körülbelül 3 percig, vagy amíg sötét színű és illatos lesz; Menő. Tegye át tiszta fűszerdarálóba vagy kávédarálóba. Adjuk hozzá a szemes borsot és a törött pirospaprikát. Közepesen finomra őröljük. (Ne őrölje porrá.)

2. Melegítse elő a sütőt 325°F-ra. Egy kis tálban keverje össze az őrölt fűszereket, a fokhagymát, a narancshéjat, a zsályát és az olívaolajat, hogy pasztát készítsen. Helyezze a sertéshúst egy rácsra egy kis serpenyőbe. Dörzsölje be a keveréket az egész sertéshúsba. (Ha kívánja, tegye a fűszerezett sertéshúst egy 9×13×2 hüvelykes üveg tepsibe. Fedjük le műanyag fóliával, és tegyük egy éjszakára a hűtőbe, hogy pácolódjon. Sütés előtt tegyük át a húst egy tepsibe, és hagyjuk szobahőmérsékleten 30 percig pihenni. főzés.)

3. Süsse a sertéshúst 1-1 1/2 órán keresztül, vagy amíg a sült közepébe helyezett azonnali leolvasású hőmérő 145°F-ot nem mutat. Tegye át a sülteket egy vágódeszkára, és fedje le lazán alufóliával. Szeletelés előtt 10-15 percig pihentetjük.

4. Közben a serpenyőben lévő levet öntsük egy üveg mérőedénybe. Lefölözzük a zsírt felülről; félrehagyva. Helyezze a sütőedényt a tűzhely égőjére. Öntsük a serpenyőbe a bort és a csirkehúslevest. Közepes-magas lángon forraljuk fel, kevergetve, hogy a megbarnult darabokat kikaparjuk. Körülbelül 4 percig forraljuk, vagy amíg a keverék kissé meg nem csökken. Felverjük a fenntartott serpenyőben lévő levekben; feszültség. A sertéshúst felszeleteljük, és a szósszal tálaljuk.

SÜLT SERTÉSKARAJ PARADICSOMMAL

KÉSZÍTMÉNY: 40 perc grillezéshez: 10 perc főzéshez: 20 perc sütéshez: 40 perc pihenéshez: 10 perc elkészítéshez: 6-8 adag

A PARADICSOMNAK RAGACSOS BEVONATA ÉS NEDVE VANPAPÍRBŐRÜK ALATT. A BŐR ELTÁVOLÍTÁSA UTÁN GYORSAN ÖBLÍTSE LE FOLYÓ VÍZ ALATT, ÉS KÉSZEN ÁLL A HASZNÁLATRA.

1 kiló tomatillo, meghámozva, szártól megtisztítva és megmosva

4 serrano paprika, kicsumázva, kimagozva és félbe vágva (lásd tipp)

2 jalapeño, kicsumázva, kimagozva és félbevágva (lásd tipp)

1 nagy sárga paprika kimagozva, kimagozva és félbevágva

1 nagy narancspaprika kimagozva, kimagozva és félbevágva

2 evőkanál olívaolaj

1 2-2 ½ font csont nélküli sertés karaj

1 nagy sárga hagyma, meghámozva, félbevágva és vékonyra szeletelve

4 gerezd fokhagyma apróra vágva

¾ csésze víz

¼ csésze friss citromlé

¼ csésze apróra vágott friss koriander

1. Melegítse elő a brojlert magas hőmérsékletre. Egy tepsit kibélelünk alufóliával. Az előkészített sütőlapon elrendezzük a tomatillókat, a serrano paprikát, a jalapeñot és a kaliforniai paprikát. A zöldségeket 10-15 percig grillezzük a tűzről, amíg jól megpirulnak, időnként megforgatva a tomatillókat, és kiszedve a zöldségeket, amint elszenesednek. Helyezze a serranót, a jalapenót és a tomatillót egy tálba. A paprikákat tányérra tesszük. A zöldségeket félretesszük hűlni.

2. Egy nagy serpenyőben hevítsük fel az olajat közepesen magas lángon, amíg csillámos nem lesz. Törölje szárazra a sertéssültet tiszta papírtörlővel, és tegye a serpenyőbe.

Minden oldalról szép barnára sütjük, miközben a sülteket egyenletesen barnára fordítjuk. Tegye át a sültet egy tálra. Csökkentse a hőt közepesre. Adjunk hozzá hagymát a serpenyőbe; főzzük és keverjük 5-6 percig, vagy amíg aranybarna nem lesz. Adjuk hozzá a fokhagymát; főzzük még 1 percig. Vegyük le a serpenyőt a tűzről.

3. Melegítse elő a sütőt 350°F-ra. A paradicsomszószhoz aprítógépben vagy turmixgépben keverje össze a tomatillot, a serranót és a jalapenót. Fedjük le és turmixoljuk vagy dolgozzuk simára; hozzáadjuk a hagymát a serpenyőbe. Tegye vissza a serpenyőt a tűzre. Felforral; főzzük 4-5 percig, vagy amíg a keverék sötét és sűrű nem lesz. Adjuk hozzá a vizet, a citromlevet és a koriandert.

4. Kenje meg a paradicsomszószt egy sekély serpenyőben vagy egy 3 literes téglalap alakú tepsiben. Helyezze a sertéshúst a szószba. Fedjük le szorosan alufóliával. Süssük 40-45 percig, vagy amíg a sült közepébe helyezett azonnali leolvasású hőmérő 140°F-ot nem mutat.

5. A paprikát csíkokra vágjuk. Keverjük össze a paradicsomszószt a serpenyőben. Sátor lazán alufóliával; 10 percig pihentetjük. szelet hús; keverjük össze a szószt. A felszeletelt sertéshúst bőségesen paradicsomszósszal tálaljuk.

SÁRGABARACKGAL TÖLTÖTT SERTÉS KARAJ

KÉSZÍTMÉNY:20 perc sütés: 45 perc pihentetés: 5 perc készítés: 2-3 adag

2 közepes friss sárgabarack durvára vágva
2 evőkanál kénmentes mazsola
2 evőkanál darált dió
2 teáskanál reszelt friss gyömbér
¼ teáskanál őrölt kardamom
1 12 uncia sertés karaj
1 kanál olívaolaj
1 evőkanál dijoni mustár (lásd<u>bevételt</u>)
¼ teáskanál fekete bors

1. Melegítse elő a sütőt 375°F-ra. Egy tepsit kibélelünk alufóliával; tegyünk egy tepsit a tepsire.

2. Egy kis tálban keverjük össze a sárgabarackot, a mazsolát, a diót, a gyömbért és a kardamomot.

3. Hosszában vágja le a sertéshús közepét, a másik oldaláról vágjon be ½ hüvelyket. Pillangó nyissa ki. Helyezze a sertéshúst két műanyag fólia közé. Egy húskalapács lapos oldalával enyhén dörzsölje a húst körülbelül másfél hüvelyk vastagságig. Hajtsa be a farok hegyét, hogy egyenletes téglalapot kapjon. A húst enyhén felverjük, hogy egyenletes vastagságot kapjunk.

4. A barackos keveréket rákenjük a sertéshúsra. A keskeny végétől kezdve tekerjük fel a sertéshúst. Kösd meg 100% pamut konyhai zsineggel, először a közepén, majd 1 hüvelykes időközönként. Helyezze a sültet a grillre.

5. Keverjük össze az olívaolajat és a dijoni mustárt; ecsettel átsült. A sülteket megszórjuk borssal. Süssük 45-55 percig, vagy amíg a sült közepébe helyezett azonnali leolvasható hőmérő 140°F-ot nem mutat. Szeletelés előtt 5-10 percig pihentetjük.

FŰSZERFÜVES SERTÉSKARAJ ROPOGÓS FOKHAGYMÁS OLAJJAL

KÉSZÍTMÉNY:15 perc sütés: 30 perc főzés: 8 perc pihentetés: 5 perc készítés: 6 adag

⅓ csésze dijoni mustár (lásd<u>bevételt</u>)
¼ csésze apróra vágott friss petrezselyem
2 evőkanál apróra vágott friss kakukkfű
1 evőkanál apróra vágott friss rozmaring
½ teáskanál fekete bors
2 db 12 uncia sertés szűzpecsenye
½ csésze olívaolaj
¼ csésze darált friss fokhagyma
¼-1 teáskanál törött pirospaprika

1. Melegítse elő a sütőt 450°F-ra. Egy tepsit kibélelünk alufóliával; tegyünk egy tepsit a tepsire.

2. Egy kis tálban keverjük össze a mustárt, a petrezselymet, a kakukkfüvet, a rozmaringot és a fekete borsot, hogy pasztát kapjunk. A mustár- és gyógynövénykeveréket a sertéshús tetejére és oldalára kenjük. Helyezze át a sertéshúst a serpenyőbe. Helyezze a sült sütőbe; csökkentse a hőmérsékletet 375 °F-ra. Süssük 30-35 percig, vagy amíg a sült közepébe helyezett azonnali leolvasható hőmérő 140 °F-ot nem mutat. Szeletelés előtt 5-10 percig pihentetjük.

3. Közben a fokhagymás olajhoz egy kis serpenyőben keverjük össze az olívaolajat és a fokhagymát. Közepes-alacsony lángon főzzük 8-10 percig, vagy amíg a fokhagyma aranybarna és ropogós lesz (ne hagyja, hogy a fokhagyma megégjen). Vegyük le a tűzről; belekeverjük a törött

pirospaprikát. szelet sertéshús; tálalás előtt fokhagymás olajat kenünk a szeletekre.

INDIAI FŰSZEREZETT SERTÉSHÚS KÓKUSZSZÓSSZAL

ELEJÉTŐL A VÉGÉIG: 20 perces elkészítési idő: 2 adag

3 teáskanál curry por
2 teáskanál sózatlan garam masala
1 teáskanál őrölt kömény
1 teáskanál őrölt koriander
1 12 uncia sertés karaj
1 kanál olívaolaj
½ csésze természetes kókusztej (például Nature's Way márka)
¼ csésze apróra vágott friss koriander
2 evőkanál apróra vágott friss menta

1. Egy kis tálban keverj össze 2 teáskanál curryport, garam masala-t, köményt és koriandert. Vágja a sertéshúst ½ hüvelyk vastag szeletekre; megszórjuk fűszerekkel..

2. Egy nagy serpenyőben közepes lángon hevítsük fel az olívaolajat. Add sertésszeleteket a serpenyőbe; 7 percig főzzük, egyszer megfordítva. Vegye ki a sertéshúst a serpenyőből; fedjük le, hogy melegen tartsuk. A szószhoz adjuk hozzá a kókusztejet és a maradék 1 teáskanál curryport a serpenyőbe, és keverjük össze, hogy az esetleges darabokat lekaparjuk. 2-3 percig pirítjuk. Adjuk hozzá a koriandert és a mentát. Adjunk hozzá sertéshúst; addig főzzük, amíg át nem melegszik, a sertéshúsra öntjük a szószt.

SERTÉS ECALOPE ALMÁVAL ÉS FŰSZEREZETT GESZTENYÉVEL

KÉSZÍTMÉNY:20 perc főzés: 15 perc: 4 adag

2 db 12 uncia sertés szűzpecsenye
1 evőkanál hagymapor
1 kanál fokhagyma por
½ teáskanál fekete bors
2-4 evőkanál olívaolaj
2 Fuji vagy Pink Lady alma, meghámozva, kimagozva és durvára vágva
¼ csésze apróra vágott metélőhagyma
¾ teáskanál fahéjpor
⅛ teáskanál őrölt szegfűszeg
⅛ teáskanál őrölt szerecsendió
½ csésze csirke csontleves (lásdbevételt) vagy sózatlan csirkehúsleves
2 evőkanál friss citromlé
½ csésze hámozott, apróra vágott* pörkölt gesztenye vagy darált dió
1 evőkanál apróra vágott friss zsálya

1. Vágja a szűzpecsenyét ½ hüvelyk vastag szeletekre a kihajlásnál. Helyezze a sertésszeleteket két műanyag fólia közé. Egy húskalapács lapos oldalával finomra verjük. A szeleteket megszórjuk hagymaporral, fokhagymaporral és fekete borssal.

2. Egy nagy serpenyőben közepes lángon hevíts fel 2 evőkanál olívaolajat. Főzzük a sertéshúst, adagonként, 3-4 percig, egyszer megforgatva, és ha szükséges, hozzáadva olajat. Tegye át a sertéshúst egy tányérra; takarjuk le és tartsuk melegen.

3. Növelje a hőt közepesen magasra. Adjuk hozzá az almát, a medvehagymát, a fahéjat, a szegfűszeget és a

szerecsendiót. Főzzük és keverjük 3 percig. Adjuk hozzá a csirke csontlevest és a citromlevet. Fedjük le és főzzük 5 percig. Vegyük le a tűzről; belekeverjük a gesztenyét és a zsályát. Tálaljuk az almás keveréket a sertéshúsra.

*Megjegyzés: A gesztenye sütéséhez melegítse elő a sütőt 400°F-ra. Vágjon X-et a gesztenyehéj egyik oldalára. Ettől a bőr sütés közben leválik. Helyezze a gesztenyét egy tepsire, és süsse 30 percig, vagy amíg a héja elválik a diótól, és a dió megpuhul. A sült gesztenyét egy tiszta konyharuhába csomagoljuk. Hámozzuk le a sárga-fehér dió héját és héját.

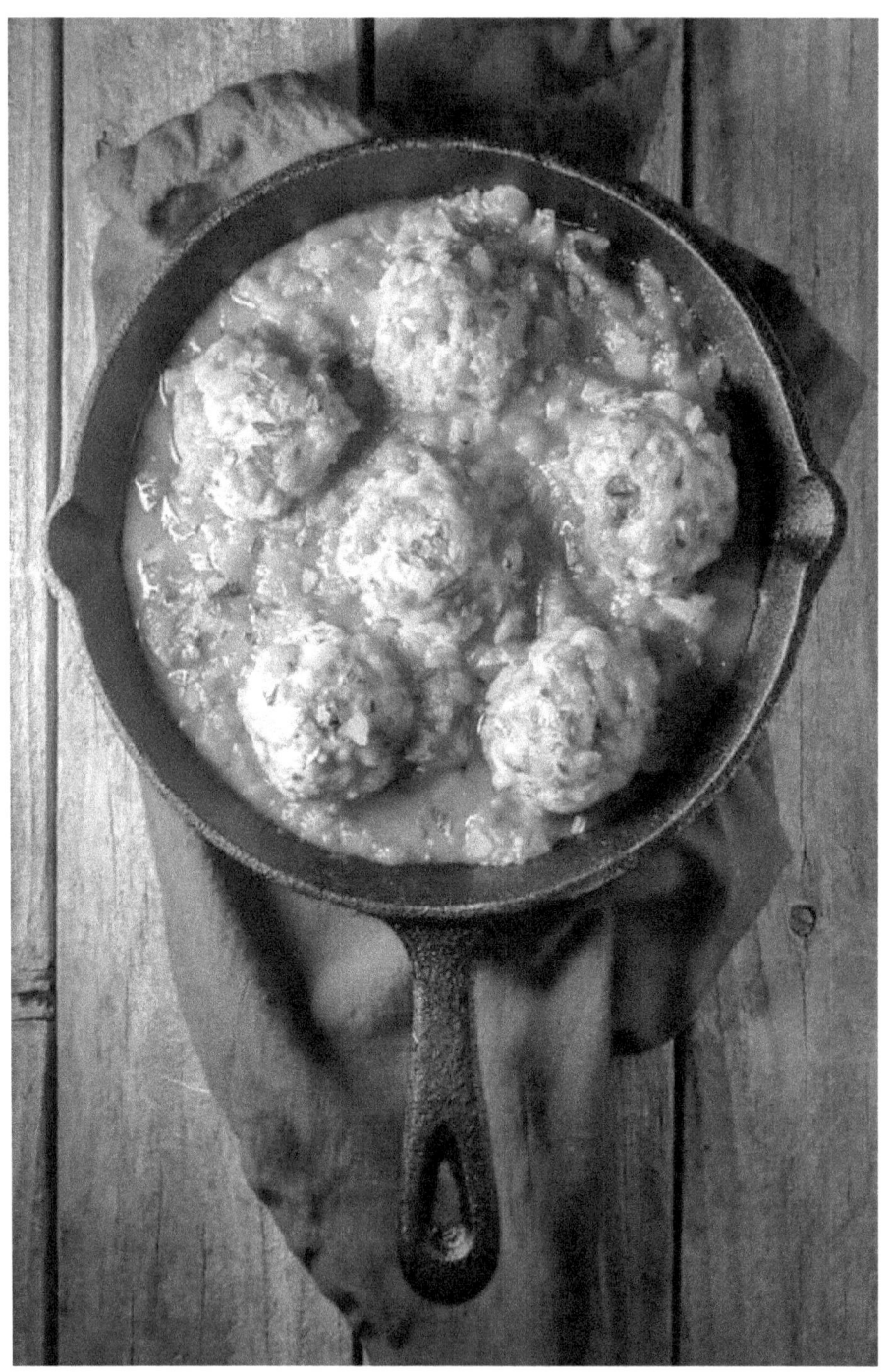

PÁROLT SERTÉS FAJITA

KÉSZÍTMÉNY: 20 perc főzés: 22 perc: 4 adag

1 kiló sertéskaraj, 2 hüvelykes csíkokra vágva
3 evőkanál sótlan fajita fűszer vagy mexikói fűszer (lásd bevételt)
2 evőkanál olívaolaj
1 kis hagyma, vékonyra szeletelve
½ pirospaprika, kimagozva és vékonyra szeletelve
½ narancspaprika, kimagozva és vékony szeletekre vágva
1 jalapeño, szár nélkül és vékonyra szeletelve (lásd tipp) (választható)
½ teáskanál köménymag
1 csésze vékonyra szeletelt friss gomba
3 evőkanál friss citromlé
½ csésze apróra vágott friss koriander
1 avokádó, mag nélkül, meghámozva és apróra vágva
A kívánt petrezselyem (lásd bevételek)

1. A sertéshúst megszórjuk 2 evőkanál fajita fűszerezéssel. Egy extra nagy serpenyőben hevíts fel 1 evőkanál olajat közepesen magas lángon. Adjuk hozzá a sertéshús felét; főzzük és keverjük körülbelül 5 percig, vagy amíg már nem rózsaszínű. Tegye át a húst egy tálba, és fedje le, hogy melegen tartsa. Ismételje meg a maradék olajjal és sertéshússal.

2. Növelje a hőt közepesre. Adjuk hozzá a maradék 1 evőkanál fajita fűszert, hagymát, kaliforniai paprikát, jalapenót és köményt. Főzzük és keverjük körülbelül 10 percig, vagy amíg a zöldségek megpuhulnak. Tegye vissza az összes húst és a felgyülemlett levet a serpenyőbe. Adjuk hozzá a gombát és a lime levét. Addig főzzük, amíg át nem melegszik. Vegye le a serpenyőt a tűzről; belekeverjük a koriandert. Tálaljuk avokádóval és a kívánt salsával.

SERTÉS KARAJ PORTÓI BORRAL ÉS SZILVÁVAL

KÉSZÍTMÉNY:10 perc sütés: 12 perc pihentetés: 5 perc készítés: 4 adag

A PORTÓI SZESZEZETT BOR,VAGYIS PÁLINKASZERŰ SZESZESITALT ADNAK HOZZÁ, HOGY MEGÁLLÍTSÁK AZ ERJEDÉSI FOLYAMATOT. EZ AZT JELENTI, HOGY TÖBB MARADÉKCUKOR VAN BENNE, MINT AZ ASZTALI VÖRÖSBORBAN, ÉS ENNEK KÖVETKEZTÉBEN ÉDESEBB AZ ÍZE. NEM OLYASMI, AMIT MINDEN NAP SZERETNÉL INNI, DE IDŐNKÉNT JÓLESIK EGY KICSIT A FŐZÉSHEZ.

2 db 12 uncia sertés szűzpecsenye

2½ teáskanál őrölt koriander

¼ teáskanál fekete bors

2 evőkanál olívaolaj

1 medvehagyma, szeletelve

½ pohár portói bor

½ csésze csirke csontleves (lásd bevételt) vagy sózatlan csirkehúsleves

20 kimagozott szárított szilva (aszalt szilva)

½ teáskanál őrölt pirospaprika

2 teáskanál apróra vágott friss tárkony

1. Melegítse elő a sütőt 400°F-ra. A sertéshúst szórjuk meg 2 teáskanál korianderrel és fekete borssal.

2. Egy nagy tapadásmentes serpenyőben melegítse fel az olívaolajat közepesen magas lángon. Adjuk hozzá a bélszínt a serpenyőbe. Minden oldalról barnulásig sütjük, egyenletesen barnulásig, körülbelül 8 percig. Helyezze a serpenyőt a sütőbe. Fedő nélkül süssük kb. 12 percig, vagy amíg a sült közepébe helyezett azonnali leolvasású

hőmérő 140°F-ot nem mutat. Tegye át a szűzpecsenyét egy vágódeszkára. Lazán letakarjuk alufóliával és 5 percig pihentetjük.

3. Közben a szószhoz a serpenyőből lecsepegtetjük a zsírt, 1 evőkanálnyit tartalékolunk. Főzzük a hagymát a fenntartott csepegtetőben a serpenyőben közepes lángon körülbelül 3 percig, vagy amíg aranybarnára és puhára nem válik. Adja hozzá a portot a serpenyőhöz. Forraljuk fel, kevergetve, hogy a megbarnult darabokat kikaparjuk. Adjuk hozzá a csirkehúslevest, az aszalt szilvát, a törött pirospaprikát és a maradék ½ teáskanál koriandert. Főzzük közepesen magas lángon, hogy kissé csökkentsük, körülbelül 1-2 percig. Belekeverjük a tárkonyt.

4. A sertéshúst felszeleteljük, szilvával és mártással tálaljuk.

MOO SHU STÍLUSÚ SERTÉS SALÁTA CSÉSZÉKBEN, GYORS ECETES ZÖLDSÉGEKKEL

ELEJÉTŐL A VÉGÉIG: 45 perc: 4 adag

HA EVETT MÁR HAGYOMÁNYOS MOO SHU ÉTELTEGY KÍNAI ÉTTEREMBEN TUDJA, HOGY EZ EGY SÓS HÚS- ÉS ZÖLDSÉGBETÉT, AMELYET VÉKONY PALACSINTÁRA FOGYASZTANAK ÉDES SZILVA VAGY HOISIN SZÓSSZAL. EZ A KÖNNYEBB, FRISSEBB PALEO VÁLTOZAT SERTÉSHÚST, KÍNAI KELT ÉS SHIITAKE GOMBÁT TARTALMAZ GYÖMBÉRBEN ÉS FOKHAGYMÁBAN PIRÍTVA, ÉS SALÁTA PAKOLÁSBAN ROPOGÓS ECETES ZÖLDSÉGEKKEL ÍZESÍTJÜK.

ECETES ZÖLDSÉGEK

- 1 csésze sárgarépa
- 1 csésze julienned daikon retek
- ¼ csésze apróra vágott vöröshagyma
- 1 csésze cukrozatlan almalé
- ½ csésze almaecet

SERTÉSHÚS

- 2 evőkanál olívaolaj vagy finomított kókuszolaj
- 3 enyhén felvert tojás
- 8 uncia sertés szűzpecsenye, 2×½ hüvelykes csíkokra vágva
- 2 teáskanál apróra vágott friss gyömbér
- 4 gerezd fokhagyma apróra vágva
- 2 csésze vékonyra szeletelt napa káposzta
- 1 csésze vékonyra szeletelt shiitake gomba
- ¼ csésze vékonyra szeletelt metélőhagyma
- 8 bostoni salátalevél

1. Gyorsan pácolt zöldségekhez egy nagy tálban keverje össze a sárgarépát, a daikont és a hagymát. A sós léhez egy serpenyőben addig melegítjük az almalevet és az ecetet, amíg a gőz fel nem emelkedik. Öntsünk sóoldatot a zöldségekre egy tálban; Lefedjük és tálalásig hűtjük.

2. Egy nagy serpenyőben melegíts fel 1 evőkanál olívaolajat közepesen magas lángon. Habverővel enyhén felverjük a tojásokat. Adjunk hozzá tojást a serpenyőbe; keverés nélkül főzzük az aljára, körülbelül 3 percig. Rugalmas spatula segítségével óvatosan fordítsa meg a tojást, és süsse meg a másik oldalát is. Csúsztassa ki a tojást a serpenyőből egy tálalótányérra.

3. Tegye vissza a serpenyőt a tűzre; adjunk hozzá maradék 1 evőkanál olajat. Adjuk hozzá a sertéscsíkokat, a gyömbért és a fokhagymát. Főzzük és keverjük közepesen magas lángon körülbelül 4 percig, vagy amíg a sertés már nem rózsaszínű. Adjunk hozzá káposztát és gombát; főzzük és keverjük körülbelül 4 percig, vagy amíg a káposzta megfonnyad, a gomba megpuhul, és a sertéshús megpuhul. Vegyük le a serpenyőt a tűzről. A főtt tojást csíkokra vágjuk. Óvatosan keverje hozzá a tojáscsíkokat és a metélőhagymát a sertéshúsos keverékhez. Salátalevelekre tálaljuk, a tetejére pácolt zöldségeket teszünk.

SERTÉSSZELET MAKADÁMIÁVAL, ZSÁLYÁVAL, FÜGÉVEL ÉS ÉDESBURGONYAPÜRÉVEL

KÉSZÍTMÉNY:15 perc főzés: 25 perc: 4 adag

ÉDESBURGONYAPÜRÉVEL TÁLALJUK,EZEK A LÉDÚS, ZSÁLYÁS MÁZAS KARAJ TÖKÉLETES ŐSZI ÉTKEZÉS – ÉS GYORSAN ELKÉSZÍTHETŐ, ÍGY TÖKÉLETES EGY ZSÚFOLT HÉTVÉGÉRE.

- 4 kicsontozott sertéskaraj, 1¼ hüvelyk vastagra vágva
- 3 evőkanál apróra vágott friss zsálya
- ¼ teáskanál fekete bors
- 3 evőkanál makadámiaolaj
- 2 font édesburgonya, meghámozva és 1 hüvelykes darabokra vágva
- ¾ csésze apróra vágott makadámia dió
- ½ csésze apróra vágott szárított füge
- ⅓ csésze marhacsontleves (lásd bevételt) vagy sózatlan húsleves
- 1 evőkanál friss citromlé

1. A sertéskaraj mindkét oldalát szórjuk meg 2-2 evőkanál zsályával és borssal; dörzsölje az ujjaival. Egy nagy serpenyőben közepes lángon hevíts fel 2 evőkanál olajat. Adjunk hozzá szeleteket a serpenyőbe; főzzük 15-20 percig, vagy amíg kész (145°F), a főzés felénél egyszer fordítsuk meg. Tegye a karajt egy tányérra; fedjük le, hogy melegen tartsuk.

2. Közben egy nagy fazékban keverjük össze az édesburgonyát és annyi vizet, hogy ellepje. Felforral; csökkenti a hőt. Fedjük le és főzzük 10-15 percig, vagy amíg a burgonya megpuhul. A burgonyát lecsepegtetjük. Adjuk hozzá a

maradék evőkanál makadámiaolajat a burgonyához, és pépesítsük krémesre; tartsd melegen.

3. A szószhoz adjuk hozzá a makadámdiót a serpenyőbe; közepes lángon pirulásig főzzük. Adjunk hozzá szárított fügét és a maradék 1 evőkanál zsályát; 30 másodpercig főzzük. Adja hozzá a marhacsontlevest és a citromlevet a serpenyőbe, keverje össze, hogy a megbarnult darabokat kikaparja. A szószt rákanalazzuk a sertéskarajra, és édesburgonyapürével tálaljuk.

SERPENYŐBEN SÜLT ROZMARING ÉS LEVENDULA SERTÉSBORDA SZŐLŐVEL ÉS PÖRKÖLT DIÓVAL

KÉSZÍTMÉNY:10 perc Sütés: 6 perc Sütés: 25 perc Elkészítés: 4 adag

A SZŐLŐT A SERTÉSKARAJJAL MEGPIRÍTJUKFOKOZZA AZ ÍZT ÉS AZ ÉDESSÉGET. A ROPOGÓS PIRÍTOTT DIÓVAL ÉS EGY FRISS ROZMARINGGAL EGYÜTT CSODÁLATOS FELTÉTET KÉSZÍTENEK EZEKHEZ A KIADÓS KARAJOKHOZ.

2 evőkanál apróra vágott friss rozmaring

1 evőkanál apróra vágott friss levendula

½ teáskanál fokhagymapor

½ teáskanál fekete bors

4 karaj 1¼ hüvelyk vastagra vágva (kb. 3 font)

1 kanál olívaolaj

1 nagy medvehagyma, vékonyra szeletelve

1 ½ csésze mag nélküli vörös és/vagy zöld szőlő

½ csésze száraz fehérbor

¾ csésze durvára vágott dió

Szeletelt friss rozmaring

1. Melegítse elő a sütőt 375°F-ra. Egy kis tálban keverj össze 2 evőkanál rozmaringot, levendulát, fokhagymaport és borsot. A gyógynövénykeveréket egyenletesen dörzsöljük a sertésszeletbe. Egy extra nagy, tapadásmentes serpenyőben közepes lángon hevítsük fel az olívaolajat. Adjunk hozzá szeleteket a serpenyőbe; süssük 6-8 percig, vagy amíg mindkét oldala aranybarna nem lesz. Tegye a karajt egy tányérra; fedjük le alufóliával.

2. Adja hozzá a medvehagymát a serpenyőbe. Főzzük és keverjük közepes lángon 1 percig. Adjuk hozzá a szőlőt és a bort. Főzzük további 2 percig, kevergetve, hogy a megbarnult darabokat kikaparjuk. Tegye vissza a sertésszeleteket a serpenyőbe. Helyezze a serpenyőt a sütőbe; süssük 25-30 percig, vagy amíg a szelet elkészül (145°F).

3. Közben egy sekély tepsibe szórjuk a diót. Tegyük a sütőbe szeletekkel. Körülbelül 8 percig sütjük, vagy amíg meg nem pirul, egyszer megkeverve, hogy egyenletesen piruljon.

4. Tálaláskor a sertésszelet tetejére szórjuk a szőlőt és a pirított diót. Megszórjuk további friss rozmaringgal.

FIORENTINA SERTÉSSZELET GRILLEZETT BROKKOLIVAL

KÉSZÍTMÉNY:20 perc grillezés: 20 perc pácolt: 3 perc Elkészítés: 4 adag<u>FÉNYKÉP</u>

"ALLA FIORENTINA"LÉNYEGÉBEN AZT JELENTI, HOGY „FIRENZE STÍLUSÁBAN". EZT A RECEPTET A BISTECCA ALLA FIORENTINA IHLETTE, EGY TOSZKÁN T-BONE, AMELYET FATŰZÖN GRILLEZNEK A LEGEGYSZERŰBB AROMÁKKAL – ÁLTALÁBAN CSAK OLÍVAOLAJJAL, SÓVAL, FEKETE BORSSAL ÉS EGY CSIPETNYI FRISS CITROMGAL.

1 kiló brokkoli rabe

1 kanál olívaolaj

4 6-8 uncia csontos sertéskaraj szelet, 1,5-2 hüvelyk vastagra vágva

Durvára őrölt fekete bors

1 citrom

4 gerezd fokhagyma, vékonyra szeletelve

2 evőkanál apróra vágott friss rozmaring

6 friss zsályalevél apróra vágva

1 teáskanál zúzott pirospaprika pehely (vagy ízlés szerint)

½ csésze olívaolaj

1. Egy nagy serpenyőben blansírozzuk a brokkolit forrásban lévő vízben 1 percig. Azonnal tegyük át egy tál jeges vízbe. Ha kihűlt, a brokkolit papírtörlővel bélelt tepsiben csepegtessük le, amennyire csak lehetséges, további papírtörlővel szárítsuk meg. Távolítsa el a papírtörlőket a tepsiről. Meglocsoljuk a brokkolit 1 evőkanál olívaolajjal, és felforgatjuk a bevonattal; tedd félre grillezésig.

2. A karaj mindkét oldalát megszórjuk durvára őrölt borssal; félrehagyva. Zöldséghámozóval távolítsuk el a citrom

héjcsíkjait (a citromot tartsuk el más célra). A citromhéjcsíkokat, a felszeletelt fokhagymát, a rozmaringot, a zsályát és a törött pirospaprikát egy nagy tálra terítjük; félrehagyva.

3. Faszén grill esetén a forró parazsat helyezze át a grill egyik oldalára, és hagyjon néhány szenet a grill másik oldala alatt. A karajokat közvetlenül a parázson pirítsd 2-3 percig, vagy amíg barna kéreg képződik. Fordítsa meg a szeleteket, és süsse a második oldalát további 2 percig. Helyezze a szeleteket a grill másik oldalára. Fedjük le és grillezzük 10-15 percig, vagy amíg kész (145°F). (Gázgrill esetén melegítse elő a grillt; csökkentse a hőt a grill egyik oldalán közepesre. Süsse meg a szeleteket a fent leírtak szerint, nagy lángon. Mozgassa a grill közepes lángos oldalára; folytassa a fent leírtak szerint.)

4. Tegye át a karajokat a tálra. A szeleteket meglocsoljuk ½ csésze olívaolajjal, megfordítva mindkét oldalukat. Tálalás előtt hagyja pácolódni 3-5 percig, majd egyszer-kétszer fordítsa meg a húst, hogy átitassa a húst a citromhéj, a fokhagyma és a fűszernövények ízével.

5. Amíg a karaj pihen, grillezzük a brokkolit enyhén barnára, és melegítsük át. Rendezzük el a brokkolit a tálon a sertéskarajjal; tálalás előtt minden szeletre és brokkolira kanalazzon egy kis pácot.

ENDÍVIÁVAL TÖLTÖTT SERTÉSSZELET

KÉSZÍTMÉNY: 20 perc főzés: 9 perc: 4 adag

AZ ESCAROLE ZÖLDSALÁTAKÉNT FOGYASZTHATÓ VAGY OLÍVAOLAJON ENYHÉN MEGDINSZTELVE FOKHAGYMÁVAL GYORS KÖRETNEK. OLÍVAOLAJJAL, FOKHAGYMÁVAL, FEKETE BORSSAL, TÖRÖTT PIROSPAPRIKÁVAL ÉS CITROMMAL KOMBINÁLVA GYÖNYÖRŰ ÉLÉNKZÖLD TÖLTELÉKET ALKOT A ZAMATOS GRILLEZETT SERTÉSSZELETEKHEZ.

4 6-8 uncia csontos sertésszelet, ¾ hüvelyk vastagra vágva

½ közepes endívia, finomra vágva

4 evőkanál olívaolaj

1 evőkanál friss citromlé

¼ teáskanál fekete bors

¼ teáskanál őrölt pirospaprika

2 nagy gerezd fokhagyma apróra vágva

Olaj

1 evőkanál apróra vágott friss zsálya

¼ teáskanál fekete bors

⅓ csésze száraz fehérbor

1. Kés segítségével vágjon egy mély, körülbelül 2 hüvelyk széles zsebet minden sertésszelet ívelt oldalába; félrehagyva.

2. Egy nagy tálban keverje össze az endíviát, 2 evőkanál olívaolajat, citromlevet, ¼ teáskanál fekete borsot, törött pirospaprikát és fokhagymát. Minden szeletet megtöltünk a keverék negyedével. A szeleteket megkenjük olívaolajjal. Megszórjuk zsályával és ¼ teáskanál őrölt fekete borssal.

3. Egy extra nagy serpenyőben melegítse fel a maradék 2 evőkanál olívaolajat közepesen magas lángon. A sertéshúst mindkét oldalán 4 percig sütjük, amíg meg nem pirul. Tegye át a karajokat egy tányérra. Adjuk hozzá a bort a serpenyőbe, kaparjuk le a megbarnult darabokat. Csökkentse a serpenyőben lévő levet 1 percig.

4. Tálalás előtt meglocsoljuk a karaj levével.

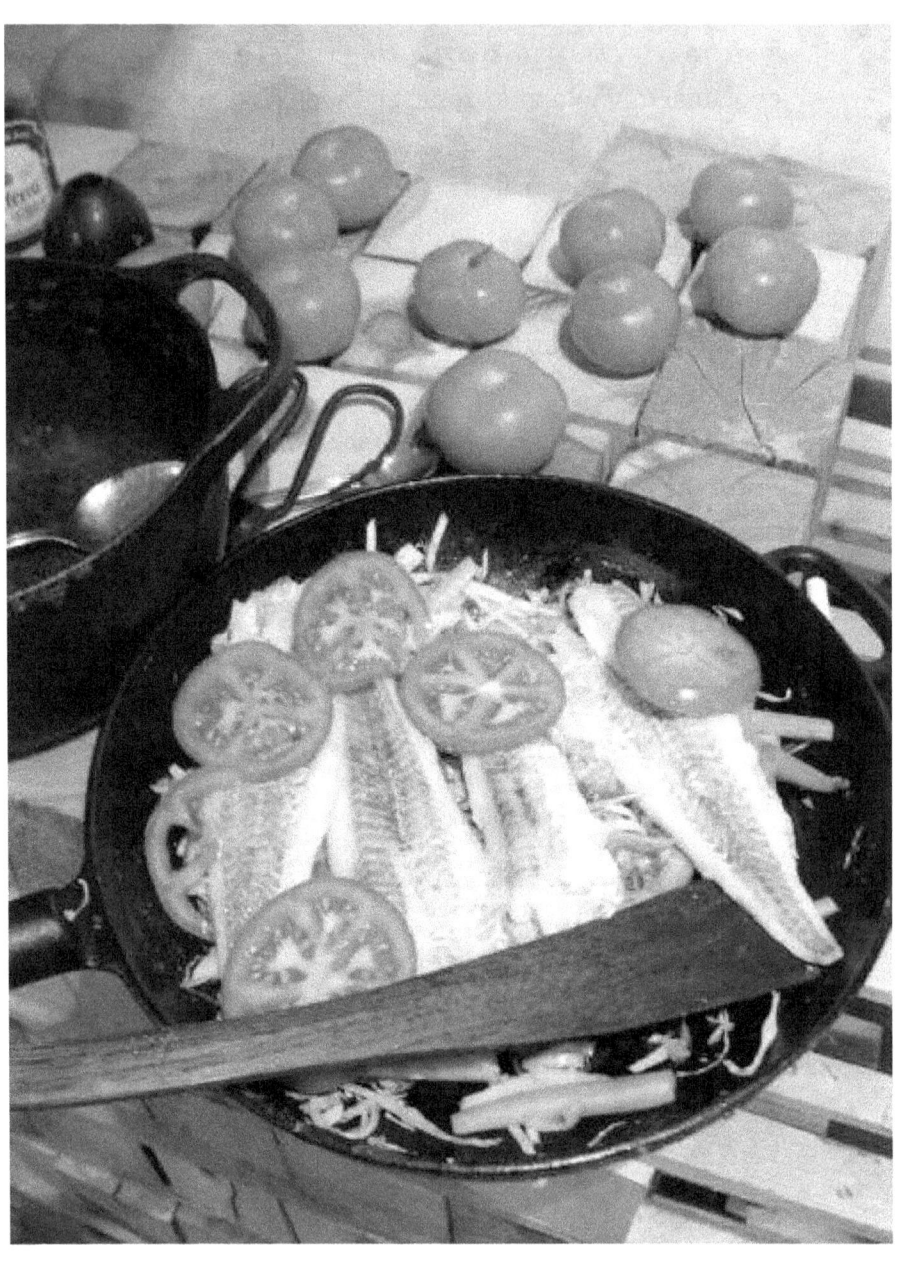

DIJON-PECAN CRUSTED SERTÉSSZELET

KÉSZÍTMÉNY:15 perc főzés: 6 perc főzés: 3 perc készítés: 4 adag<u>FÉNYKÉP</u>

EZEK A MUSTÁROS ÉS DIÓHÉJAS BORDÁKNEM IS LEHETNE EGYSZERŰBB ELKÉSZÍTENI – ÉS AZ ÍZ JUTALMA MESSZE MEGHALADJA AZ ERŐFESZÍTÉST. PRÓBÁLJA KI FAHÉJBAN SÜLT SÜTŐTÖKKEL (LÁSD<u>BEVÉTELT</u>), NEOKLASSZIKUS WALDORF SALÁTA (LÁSD<u>BEVÉTELT</u>), VAGY KELBIMBÓ ÉS ALMA SALÁTA (LÁSD<u>BEVÉTELT</u>).

⅓ csésze apróra vágott, pirított pekándió (lásd<u>tipp</u>)

1 evőkanál apróra vágott friss zsálya

3 evőkanál olívaolaj

4 középre vágott csontos sertésszelet, körülbelül 1 hüvelyk vastag (összesen körülbelül 2 font)

½ teáskanál fekete bors

2 evőkanál olívaolaj

3 evőkanál dijoni mustár (lásd<u>bevételt</u>)

1. Melegítse elő a sütőt 400°F-ra. Egy kis tálban keverjük össze a diót, a zsályát és az 1 evőkanál olívaolajat.

2. A sertésszeleteket megszórjuk borssal. Egy nagy serpenyőben hevítsük fel a maradék 2 evőkanál olívaolajat nagy lángon. Adjunk hozzá szeleteket; kb. 6 percig sütjük, vagy amíg mindkét oldaluk aranybarnára nem sül, egyszer megforgatjuk. Vegyük le a serpenyőt a tűzről. Dijon stílusú mustárt kenjünk a karajra; szórjuk meg diós keverékkel, enyhén nyomkodjuk bele a mustárba.

3. Helyezze a serpenyőt a sütőbe. Süssük 3-4 percig, vagy amíg a szelet elkészül (145°F).

PEKÁNDIÓS SERTÉSHÚS SPENÓTTAL ÉS ÁFONYASALÁTÁVAL

KÉSZÍTMÉNY:30 perc főzés: 4 perc: 4 adag

A SERTÉSHÚSNAK TERMÉSZETESEN ÉDES ÍZE VANAMI JÓL ILLIK A GYÜMÖLCSÖKHÖZ. MÍG A SZOKÁSOS GYANÚSÍTOTTAK AZ ŐSZI GYÜMÖLCSÖK, PÉLDÁUL AZ ALMA ÉS A KÖRTE – VAGY A CSONTHÉJAS GYÜMÖLCSÖK, MINT AZ ŐSZIBARACK, A SZILVA ÉS A SÁRGABARACK –, A SERTÉSHÚS ÉDES, BOROS ÍZŰ SZEDERREL IS FINOM.

1⅔ csésze szeder

1 evőkanál plusz 1 ½ teáskanál víz

3 evőkanál dióolaj

1 evőkanál plusz 1 ½ teáskanál fehérborecet

2 tojás

¾ csésze mandulaliszt

⅓ csésze apróra vágott dió

1 evőkanál plusz 1 ½ teáskanál mediterrán fűszerezés (lásd bevételt)

4 csont nélküli sertéskaraj vagy karaj (összesen 1-1,5 font)

6 csésze friss babaspenótlevél

½ csésze tépett friss bazsalikomlevél

½ csésze apróra vágott vöröshagyma

½ csésze darált dió, pirítva (lásd tipp)

¼ csésze finomított kókuszolaj

1. A szeder vinaigrettehez egy kis serpenyőben keverj össze 1 csésze szederből a vizet. Felforral; csökkenti a hőt. Főzzük lefedve 4-5 percig, vagy csak addig, amíg a bogyók megpuhulnak és élénkbarna színt kapnak, időnként megkeverve. Vegyük le a tűzről; hűtsd le egy kicsit. Öntsön le nem szárított szederet egy turmixgépbe vagy konyhai

robotgépbe; fedjük le és turmixoljuk vagy dolgozzuk simára. Egy kanál hátuljával tegyük át a zúzott gyümölcsöt egy finom szitán; dobja ki a magokat és a szilárd anyagokat. Egy közepes tálban keverje össze a szárított gyümölcsöt, a dióolajat és az ecetet; félrehagyva.

2. Egy nagy tepsit kibélelünk sütőpapírral; félrehagyva. Egy lapos edényben villával enyhén felverjük a tojásokat. Egy másik sekély edényben keverje össze a mandulalisztet, ½ csésze darált diót és a mediterrán fűszereket. A sertésszeleteket egyenként a tojásba, majd a diós keverékbe mártjuk, és egyenletesen bevonjuk. Helyezze a bevont sertésszeleteket az előkészített sütőlapra; félrehagyva.

3. Egy nagy tálban keverjük össze a spenótot és a bazsalikomot. Osszuk el a zöldségeket négy tálalótányér között, a tányérok egyik oldalán elrendezve. Tegye a tetejére a maradék ⅔ csésze bogyókat, lilahagymát és ½ csésze pirított diót. Meglocsoljuk szeder-vinaigrette-vel.

4. Egy extra nagy serpenyőben melegítsd fel a kókuszolajat közepesen magas lángon. Adjunk sertésszeleteket a serpenyőbe; főzzük körülbelül 4 percig, vagy amíg kész (145°F), egyszer megforgatva. Adjunk sertésszeleteket a salátaételekhez.

SERTÉSSZELET ÉDES-SAVANYÚ VÖRÖS KÁPOSZTÁVAL

KÉSZÍTMÉNY: 20 perc főzés: 45 perc: 4 adag

A "PALEO ALAPELVEK" RÉSZE ENNEK A KÖNYVNEK, A MANDULALISZT (MÁS NÉVEN MANDULALISZT) NEM PALEO ÖSSZETEVŐKÉNT SZEREPEL – NEM AZÉRT, MERT A MANDULALISZT EREDENDŐEN ROSSZ, HANEM AZÉRT, MERT GYAKRAN HASZNÁLJÁK BÚZALISZTBŐL KÉSZÜLT BROWNIE-K, SÜTEMÉNYEK, SÜTEMÉNYEK STB. ANALÓGJAINAK ELŐÁLLÍTÁSÁRA, AMELYEK NE LEGYEN RENDSZERES RÉSZE A REAL PALEO DIET®-NEK. KÍMÉLETESEN HASZNÁLJUK EGY VÉKONY SERTÉSFÉSŰKAGYLÓ VAGY SÜLT CSIRKE BEVONATÁNAK, AHOGY ITT VAN, EZ NEM PROBLÉMA.

FEJES KÁPOSZTA

- 2 evőkanál olívaolaj
- 1 csésze apróra vágott vöröshagyma
- 6 csésze vékonyra szeletelt vöröskáposzta (kb. fél fej)
- 2 Granny Smith alma, meghámozva, kimagozva és felkockázva
- ¾ csésze friss narancslé
- 3 evőkanál almaecet
- ½ teáskanál köménymag
- ½ teáskanál zellermag
- ½ teáskanál fekete bors

SERTÉSHÚS

- 4 csont nélküli sertéskaraj, fél hüvelyk vastagra vágva
- 2 csésze mandulaliszt
- 1 evőkanál szárított citromhéj
- 2 teáskanál fekete bors
- ¾ teáskanál szegfűbors

1 nagy tojás
¼ csésze mandulatej
3 evőkanál olívaolaj
Citrom szelet

1. Édes-savanyú káposztához 6 literes holland sütőben közepes-alacsony lángon felforrósítjuk az olívaolajat. Adjunk hozzá hagymát; főzzük 6-8 percig, vagy amíg megpuhul és enyhén megpirul. Adjunk hozzá káposztát; főzzük és keverjük 6-8 percig, vagy amíg a káposzta puha és ropogós nem lesz. Adjuk hozzá az almát, a narancslevet, az ecetet, a köménymagot, a zellermagot és a ½ teáskanál borsot. Felforral; csökkentse a hőt alacsonyra. Lefedve 30 percig főzzük, időnként megkeverve. Fedjük le, és főzzük, amíg a folyadék egy kicsit csökken.

2. Ezalatt a sertéshúshoz tegyünk hússzeleteket két műanyag fólia vagy sütőpapír közé. Egy húskalapács vagy sodrófa lapos oldalával verje körülbelül ¼ hüvelyk vastagra; félrehagyva.

3. Egy sekély edényben keverje össze a mandulalisztet, a szárított citromhéjat, 2 teáskanál borsot és a szegfűborsot. Egy másik lapos edényben keverjük össze a tojást és a mandulatejet. A sertésszeleteket enyhén beleforgatjuk a fűszerezett lisztbe, a felesleget lerázva. Mártsuk a tojásos keverékbe, majd vissza a fűszerezett lisztbe, a felesleget rázzuk le. Ismételje meg a maradék szeletekkel.

4. Egy nagy serpenyőben hevítsük fel az olívaolajat közepesen magas lángon. Adjunk hozzá 2 szeletet a serpenyőbe. Főzzük 6-8 percig, vagy amíg a karaj megbarnulnak és átsülnek, egyszer megfordítva. A karajokat áttesszük egy felmelegített tálra. Ismételje meg a maradék 2 szelettel.

5. A karajokat káposztával és citromkarikákkal tálaljuk.

PÁROLT PULYKAMELL METÉLŐHAGYMA SCAMPI SZÓSSZAL

KÉSZÍTMÉNY:30 perc főzés: 15 perc: 4 adagFÉNYKÉP

A PULYKA KARAJ KETTÉVÁGÁSÁHOZVÍZSZINTESEN A LEHETŐ LEGEGYENLETESEBBEN, ENYHÉN NYOMJA MEG MINDEGYIKET A TENYERÉVEL, EGYENLETES NYOMÁST GYAKOROLVA, MIKÖZBEN A HÚSBA VÁGJA.

¼ csésze olívaolaj

2 db 8-12 uncia pulykamell bélszín, vízszintesen félbevágva

¼ teáskanál frissen őrölt fekete bors

3 evőkanál olívaolaj

4 gerezd fokhagyma apróra vágva

8 uncia hámozott és megtisztított közepes garnélarák, farkát eltávolítva és hosszában felezve

¼ csésze száraz fehérbor, csirke csontleves (lásdbevételt), vagy sózatlan csirkehúsleves

2 evőkanál apróra vágott friss metélőhagyma

½ teáskanál finomra reszelt citromhéj

1 evőkanál friss citromlé

Sütőtökös és paradicsomos tészta (lásdbevételt, lent) (nem kötelező)

1. Egy extra nagy serpenyőben hevíts fel 1 evőkanál olívaolajat közepesen magas lángon. Add pulykát a serpenyőbe; megszórjuk borssal. Csökkentse a hőt közepesre. 12-15 percig főzzük, vagy amíg már nem rózsaszínű lesz, és a leve kiürül (165°F), a főzési idő felénél egyszer meg kell fordítani. Vegye ki a pulykaszeleteket a serpenyőből. Fedjük le alufóliával, hogy melegen tartsuk.

2. A szószhoz ugyanabban a serpenyőben közepes lángon felforrósítjuk a 3 evőkanál olívaolajat. Adjuk hozzá a fokhagymát; 30 másodpercig főzzük. Keverjük össze a garnélarákot; főzzük és keverjük 1 percig. Adjuk hozzá a bort, a metélőhagymát és a citromhéjat; főzzük és keverjük még 1 percig, vagy amíg a garnélarák átlátszatlanná válik. Vegyük le a tűzről; citromlével keverjük. Tálaláskor a mártást a pulykaszeletekre kanalazzuk. Ízlés szerint sütőtökös és paradicsomos tésztával tálaljuk.

Squash-paradicsomos tészta: Mandolin- vagy julienne-hámozóval vágjunk 2 db sárga cukkinit julienne csíkokra. Egy nagy serpenyőben melegíts fel 1 evőkanál extra szűz olívaolajat közepesen magas lángon. Adjunk hozzá sütőtök csíkokat; főzzük 2 percig. Adjunk hozzá 1 csésze negyedelt szőlő paradicsomot és ¼ teáskanál frissen őrölt fekete borsot; további 2 percig főzzük, vagy amíg a sütőtök ropogós nem lesz.

SÜLT PULYKACOMB GYÖKÉRZÖLDSÉGEKKEL

KÉSZÍTMÉNY:30 perc főzés: 1 óra 45 perc: 4 adag

EZ AZ EGYIK ILYEN ÉTELEGY HŰVÖS ŐSZI DÉLUTÁNON SZERETNÉD ELKÉSZÍTENI, AMIKOR VAN IDŐD SÉTÁLNI, MIKÖZBEN A SÜTŐBEN SÜL. HA AZ EDZÉS NEM KELTI FEL AZ ÉTVÁGYAT, AKKOR AZ AJTÓN BELÉPŐ CSODÁLATOS ILLAT MINDEN BIZONNYAL MEGTESZI.

3 evőkanál olívaolaj

4 db 20-24 uncia pulykacomb

½ teáskanál frissen őrölt fekete bors

6 gerezd fokhagyma, meghámozva és összetörve

1 ½ teáskanál édesköménymag, zúzva

1 teáskanál egész szegfűbors, horzsolt*

1 ½ csésze csirke csontleves (lásd<u>bevételt</u>) vagy sózatlan csirkehúsleves

2 szál friss rozmaring

2 szál friss kakukkfű

1 babérlevél

2 nagy hagyma, meghámozva és 8 szeletre vágva

6 nagy sárgarépa, meghámozva és 1 hüvelykes szeletekre vágva

2 nagy fehérrépa, meghámozva és 1 hüvelykes kockákra vágva

2 közepes fehérrépa, meghámozva és 1 hüvelykes szeletekre vágva**

1 zellergyökér, meghámozva és 1 hüvelykes darabokra vágva

1. Melegítse elő a sütőt 350°F-ra. Egy nagy serpenyőben hevítsük aranybarnára az olívaolajat közepesen magas lángon. Adjunk hozzá 2 pulykacombot. Körülbelül 8 percig sütjük, vagy amíg a lábak aranybarnák és minden oldalról ropogós nem lesznek, majd egyenletesen barnára sülnek.

Tegye át a pulykacombokat egy tányérra; ismételje meg a maradék 2 pulykacombbal. Félrehagyta.

2. Adjunk hozzá borsot, fokhagymát, édesköménymagot és szegfűborsmagot a serpenyőbe. Főzzük és keverjük közepes lángon 1-2 percig, vagy amíg illatos lesz. Hozzáadjuk a csirke csontlevest, a rozmaringot, a kakukkfüvet és a babérlevelet. Forraljuk fel, kevergetve, hogy a serpenyő aljáról kikaparjuk a megbarnult darabokat. Vegyük le a serpenyőt a tűzről, és tegyük félre.

3. Extra nagyméretű holland sütőben, szorosan záródó fedővel, keverje össze a hagymát, a sárgarépát, a paszternákot, a paszternákot és a zellergyökeret. Adjunk hozzá folyadékot a serpenyőből; kabátba dobni. Nyomjuk bele a pulykacombot a zöldségkeverékbe. Fedjük le fedéllel.

4. Süssük körülbelül 1 óra 45 percig, vagy amíg a zöldségek megpuhulnak és a pulyka megpuhul. Tálaljuk a pulykacombot és a zöldségeket nagy, sekély tálkákban. A tetejére csorgassuk a serpenyő levét.

*Tipp: A szegfűbors és édeskömény magvak megsérüléséhez helyezze a magokat egy vágódeszkára. Egy szakácskés lapos oldalával nyomja meg, hogy enyhén összetörje a magokat.

**Tipp: Takarjon le minden nagyobb darabot a paszternák tetejéről.

FŰSZERES PULYKAFASÍRT KARAMELLIZÁLT HAGYMÁS KETCHUPPAL ÉS SÜLT KÁPOSZTA SZELETEKKEL

KÉSZÍTMÉNY:15 perc főzés: 30 perc főzés: 1 óra 10 perc állva: 5 perc készítés: 4 adag

KLASSZIKUS FASÍRT KETCHUPOS FELTÉTTEL MINDENKÉPPENA PALEO MENÜBEN KETCHUP KÖZBEN (LÁSD<u>BEVÉTELT</u>) NEM TARTALMAZ SÓT ÉS HOZZÁADOTT CUKROT. ITT A KETCHUPOT ÖSSZEKEVERJÜK A KARAMELLIZÁLT HAGYMÁVAL, AMIT SÜTÉS ELŐTT A FASÍRT TETEJÉRE HALMOZUNK.

1½ font őrölt pulyka

2 tojást enyhén felvert

½ csésze mandulaliszt

⅓ csésze apróra vágott friss petrezselyem

¼ csésze vékonyra szeletelt metélőhagyma (2)

1 evőkanál apróra vágott friss zsálya vagy 1 teáskanál szárított zsálya, összetörve

1 evőkanál apróra vágott friss kakukkfű vagy 1 teáskanál szárított kakukkfű, összetörve

¼ teáskanál fekete bors

2 evőkanál olívaolaj

2 édes hagyma félbevágva és vékonyra szeletelve

1 csésze paleo ketchup (lásd<u>bevételt</u>)

1 kis fejes káposzta, félbevágva, magházát kimagozva és 8 szeletre vágva

½-1 teáskanál törött pirospaprika

1. Melegítse elő a sütőt 350°F-ra. Egy nagy tepsit kibélelünk sütőpapírral; félrehagyva. Egy nagy tálban keverje össze a darált pulykát, a tojást, a mandulalisztet, a petrezselymet, a metélőhagymát, a zsályát, a kakukkfüvet és a fekete

borsot. Az előkészített sütőlapon formázzunk a pulykameverékből 8×4 hüvelykes cipót. 30 percig sütjük.

2. Közben a karamellizált hagymás ketchuphoz egy nagy serpenyőben közepes lángon hevíts fel 1 evőkanál olívaolajat. Adjunk hozzá hagymát; főzzük körülbelül 5 percig, vagy amíg a hagyma elkezd barnulni, gyakran kevergetve. Csökkentse a hőt közepes-alacsonyra; főzzük körülbelül 25 percig, vagy amíg arany és nagyon puha, alkalmanként megkeverve. Vegyük le a tűzről; keverjük össze Paleo Ketchuppal.

3. Tegyünk a karamellizált hagymás ketchupból a pulykaszsemlére. A kenyér köré rendezzük a káposztaszeleteket. Meglocsoljuk a káposztát a maradék 1 evőkanál olívaolajjal; megszórjuk törött pirospaprikával. Körülbelül 40 percig sütjük, vagy amíg a cipó közepébe helyezett azonnali leolvasható hőmérő 165°F-ot nem mutat, öntjük fel további karamellizált hagymás ketchuppal, és 20 perc múlva fordítsuk meg a káposztaszeleteket. Szeletelés előtt hagyja pihenni a pulykaszsemlét 5-10 percig.

4. Tálaljuk a pulykaszsemlét káposztaszeletekkel és a maradék karamellizált hagymás ketchuppal.

PULYKA POSOLE

KÉSZÍTMÉNY:20 perc grillezés: 8 perc főzés: 16 perc sütés: 4 adag

AZ ÖNTETEK EHHEZ A FORRÓ MEXIKÓI STÍLUSÚ LEVESHEZTÖBBEK MINT DEKORÁCIÓK. A KORIANDER KÜLÖNLEGES ÍZT, AZ AVOKÁDÓ KRÉMESSÉGET, A PIRÍTOTT PEPITAS PEDIG FINOM ROPOGÁST BIZTOSÍT.

8 friss tomatillo

1¼-1½ font őrölt pulyka

1 pirospaprika kimagozva és vékony csíkokra vágva

½ csésze apróra vágott hagyma (1 közepes)

6 gerezd darált fokhagyma (1 evőkanál)

1 evőkanál mexikói fűszerezés (lásd<u>bevételt</u>)

2 csésze csirke csontleves (lásd<u>bevételt</u>) vagy sózatlan csirkehúsleves

1 14,5 uncia konzerv só nélküli tűzön sült paradicsom, lecsepegtetés nélkül

1 jalapeño vagy serrano paprika kimagozva és apróra vágva (lásd<u>tipp</u>)

1 közepes avokádó, félbevágva, meghámozva, kimagozva és vékonyra szeletelve

¼ csésze sózatlan pepitas, pirítva (lásd<u>tipp</u>)

¼ csésze apróra vágott friss koriander

Citrom szelet

1. Melegítsük elő a brojlert. Távolítsa el a héját a tomatillókról, és dobja ki. A tomatillókat megmossuk és félbevágjuk. Helyezze a paradicsomfeleket egy tepsi fűtetlen rácsára. Grillezzön 4-5 hüvelyk között a tűzről 8-10 percig, vagy amíg enyhén megpirul, a főzés felénél egyszer fordítsa meg. A tepsiben, rácson hagyjuk kicsit hűlni.

2. Közben egy nagy serpenyőben főzzük a pulykát, a paprikát és a hagymát közepesen magas lángon 5-10 percig, vagy amíg a pulyka megpirul és a zöldségek megpuhulnak. Fakanállal keverjük össze, hogy a hús széttörjön. főzés

közben. Szükség esetén a zsírt lecsepegtetjük. Adjuk hozzá a fokhagymát és a mexikói fűszereket. Főzzük és keverjük további 1 percig.

3. Egy turmixgépben keverje össze az elszenesedett tomatillók körülbelül kétharmadát és 1 csésze csirke csontlevest. Fedjük le és keverjük simára. Adjuk hozzá a pulyka keverékhez a serpenyőben. Adjuk hozzá a maradék 1 csésze csirkehúslevest, a lecsepegtetett paradicsomot és a borsot. A maradék tomatillót durvára vágjuk; hozzáadjuk a pulyka keverékhez. Felforral; csökkenti a hőt. Fedjük le és főzzük 10 percig.

4. Tálaláskor a levest lapos tálakba merítjük. A tetejére avokádó, pepitas és koriander kerül. Facsarjunk citromszeleteket a levesre.

CSIRKE CSONTLEVES

KÉSZÍTMÉNY:15 perc sütés: 30 perc sütés: 4 óra hűtés: egy éjszaka Elkészítés: kb 10 csésze

A LEGFRISSEBB, LEGJOBB ÍZÉRT – ÉS A LEGKIVÁLÓBBÉRTTÁPANYAGTARTALOM - HASZNÁLJON HÁZI KÉSZÍTÉSŰ CSIRKEHÚSLEVEST A RECEPTEKBEN. (NEM TARTALMAZ SÓT, TARTÓSÍTÓSZERT VAGY ADALÉKANYAGOKAT SEM.) A CSONTOK FORRALÁS ELŐTTI MEGPIRÍTÁSA JAVÍTJA AZ ÍZT. AHOGY LASSAN FŐNEK FOLYADÉKBAN, A CSONTOK ÁTITATJÁK A HÚSLEVEST OLYAN ÁSVÁNYI ANYAGOKKAL, MINT A KALCIUM, FOSZFOR, MAGNÉZIUM ÉS KÁLIUM. AZ ALÁBBI LASSÚ TŰZHELY VARIÁCIÓ KÜLÖNÖSEN MEGKÖNNYÍTI AZ ELKÉSZÍTÉSÉT. FAGYASSZA LE 2 ÉS 4 CSÉSZÉS EDÉNYEKBEN, ÉS CSAK AZT OLVASSA KI, AMIRE SZÜKSÉGE VAN.

2 kiló csirkeszárny és -hát

4 sárgarépa, apróra vágva

2 nagy póréhagyma, csak a fehér és világoszöld részei, vékonyra szeletelve

2 zellerszár levelekkel, durvára vágva

1 manióka, durvára vágva

6 nagy szál olasz petrezselyem (lapos levél)

6 szál friss kakukkfű

4 gerezd fokhagyma, félbevágva

2 teáskanál egész fekete bors

2 egész szegfűszeg

Hideg víz

1. Melegítse elő a sütőt 425°F-ra. Rendezzük el a csirkeszárnyakat és a csirke hátát egy nagy tepsiben; süssük 30-35 percig, vagy amíg jól megbarnul.

2. Tegye át a megpirult csirkedarabokat és a tepsiben felgyülemlett barnult darabokat egy nagy serpenyőbe. Adjunk hozzá sárgarépát, póréhagymát, zellert, paszternákot, petrezselymet, kakukkfüvet, fokhagymát, borsot és szegfűszeget. Öntsön annyi hideg vizet (kb. 12 csésze) egy nagy fazékba, hogy ellepje a csirkét és a zöldségeket. Forraljuk fel közepes lángon; állítsa be a hőt úgy, hogy a húsleves alacsony lángon tartsa, miközben a buborékok éppen a felszínre emelkednek. Fedjük le és főzzük 4 órán át.

3. Szűrje át a forró levest egy nagy szitán, amelyen két réteg nedves, 100%-os pamut sajtkendővel bélelt. Dobja el a szilárd anyagokat. Fedjük le a levest, és hagyjuk hűlni egy éjszakán át. Használat előtt távolítsa el a zsírréteget a húsleves tetejéről, és dobja ki.

Tipp: A húsleves halványításához (opcionális) egy kis tálban keverj össze 1 tojásfehérjét, 1 zúzott tojáshéjat és ¼ csésze hideg vizet. Keverje hozzá a keveréket egy serpenyőben szűrt húsleveshez. Forraljuk vissza. Vegyük le a tűzről; 5 percig pihentetjük. Szűrjük át a forró húslevest egy friss, dupla 100%-os pamut sajtkendővel bélelt szitán. Használat előtt hűtsük le és távolítsuk el a zsírt.

Lassú tűzhelyre vonatkozó utasítások: Készítse elő a 2. lépés kivételével az utasítások szerint, és tegye az összetevőket egy 5-6 literes lassú tűzhelybe. Fedjük le, és lassú tűzön főzzük 12-14 órán át. Folytassa a 3. lépésben leírtak szerint. Kb. 10 csészét készít.

ÁFONYA ÉS SÜLT RÉPA SALÁTA

KÉSZÍTMÉNY:25 perc sütés: 30 perc: 4 adag FÉNYKÉP

EZ A SALÁTA TÁPLÁLKOZÁSI ERŐ.CÉKLÁVAL, KELKÁPOSZTÁVAL ÉS ÁFONYÁVAL, TELE VAN ANTIOXIDÁNSOKKAL, VASSAL, KALCIUMMAL, VITAMINOKKAL, ÁSVÁNYI ANYAGOKKAL ÉS GYULLADÁSCSÖKKENTŐ VEGYÜLETEKKEL. KÖNNYEN ÁTALAKÍTHATÓ KÖRETBŐL FŐÉTELLÉ – CSAK ADJ HOZZÁ 4 UNCIA FŐTT LAZACOT, CSIRKÉT, SERTÉS- VAGY MARHAHÚST MINDEN SALÁTÁHOZ.

3 közepes cékla (összesen körülbelül 12 uncia), levágva, meghámozva és negyedelve

1 kanál olívaolaj

1 kis hagyma, vékony szeletekre vágva

6 evőkanál balzsamecet

6 evőkanál olívaolaj vagy lenmagolaj

½ teáskanál apróra vágott friss rozmaring vagy kakukkfű

3 csésze tépett friss római saláta

2 csésze aprított friss kelkáposzta

½ csésze friss áfonya

¼ csésze mogyoró, pirítva és durvára vágva*

1. Melegítse elő a sütőt 425°F-ra. Egy 15 × 10 × 1 hüvelykes tepsiben dobd meg a répaszeleteket 1 evőkanál olívaolajjal. Fedjük le alufóliával. 10 percig sütjük.

Távolítsa el az alumínium fóliát; hozzáadjuk a hagymát, összeforgatjuk. Fedő nélkül sütjük, körülbelül 20 perccel tovább, vagy amíg a cékla és a hagyma megpuhul.

2. A szószhoz turmixgépben turmixoljon 2 pörkölt céklát, ecetet, 6 evőkanál olívaolajat és rozmaringot. Fedjük le és keverjük nagyon simára, szükség szerint kaparjuk le az edény oldalát.

3. Osszuk négy tányérra a salátát és a kelkáposztát. A tetejére tesszük a maradék sült céklát és a hagymát. Egyenletesen meglocsoljuk a szósszal. Megszórjuk áfonyával és mogyoróval.

*Tipp: A mogyoró pirításához melegítse elő a sütőt 350°F-ra. A diót egy lapos tepsibe szórjuk egy rétegben. 8-10 percig sütjük, vagy amíg enyhén megpirul, egyszer megkeverve, hogy egyenletesen piruljon. A diót kissé lehűtjük. Helyezzen forró diót egy tiszta konyharuhára; dörzsölje át a törülközővel, hogy eltávolítsa a laza bőrt.

SÜLT SÁRGARÉPA ÉS PASZTERNÁK LEVES GARAM MASALA DIÓS KRUTONNAL

KÉSZÍTMÉNY: 30 perc Sütés: 30 perc Főzés: 10 perc Elkészítés: 8 adag

HA A SÁRGARÉPA VÉKONY ÉS FRISSÉS A BŐR VISZONYLAG VÉKONY, TÉNYLEG NEM KELL LEHÚZNI ŐKET. EGY ERŐTELJES HÁMLASZTÁS ZÖLDSÉGKEFÉVEL ELÉG. BÁRHOGY IS LEGYEN, ÉRTÉKES TÁPANYAGOKHOZ JUT, MINT PÉLDÁUL A BÉTA-KAROTIN.

Olaj

1 ½ font sárgarépa, kívánt esetben meghámozva és 1,5 hüvelykes darabokra vágva

1 ½ font paszternák, meghámozva és 1 ½ hüvelykes darabokra vágva

2 Granny Smith alma, meghámozva és 1,5 hüvelykes darabokra vágva

2 sárga hagyma, 1,5 hüvelykes darabokra vágva

2 evőkanál olívaolaj

1 teáskanál curry por

¼ teáskanál fekete bors

1 evőkanál reszelt friss gyömbér

6 csésze csirke csontleves (lásd bevételt), vagy sózatlan csirkehúsleves

1 teáskanál őrölt kömény

Csirkecsont húsleves, sózatlan csirkehúsleves, víz vagy cukrozatlan kókusztej (opcionális)

Garam Masala diós „croutons" (lásd a receptet, jobbra)

1. Melegítse elő a sütőt 400°F-ra. Egy extra nagy peremű tepsit megkenünk olívaolajjal. Egy extra nagy tálban keverje össze a sárgarépát, a paszternákot, az almát és a hagymát. Egy kis tálban keverje össze a 2 evőkanál olívaolajat, ½ teáskanál curryport és a borsot. Öntsük a zöldségekre és az almára; kabátba dobni. A zöldségeket és az almát egy rétegben terítsük az előkészített tepsire. Süssük 30-40 percig, vagy amíg a zöldségek és az alma nagyon megpuhulnak.

2. Három adagban dolgozva tegye a zöldség-alma keverék egyharmadát és az egész gyömbért egy konyhai robotgépbe vagy turmixgépbe; adjunk hozzá 2 csésze csirke csontlevest. Fedjük le és dolgozzuk simára; áttesszük egy nagy serpenyőbe. Ismételje meg a maradék zöldség-alma keverékkel és további 4 csésze húslevessel. Adja hozzá a maradék ½ teáskanál curryport és a köményt a pürésítményhez. Felforral; csökkenti a hőt. Fedő nélkül pároljuk 10 percig, hogy az ízek összeérjenek. Ha a leves túl sűrű, hígítsa fel további húslével, vízzel vagy kókusztejjel. Díszítsen minden adagot 1 evőkanál Garam Masala Nut "crouton"-nal.

Garam Masala diós „croutons": Melegítse elő a sütőt 300 °F-ra. A peremes tepsit enyhén kenje meg olívaolajjal. Egy közepes tálban keverjünk össze 1 tojásfehérjét, ½ teáskanál vaníliát, ½ teáskanál garam masala vagy almás pite fűszert és egy csipet cayenne borsot. Adjunk hozzá 1 csésze szeletelt mandulát. Az előkészített tepsire terítjük. Süssük 15-25 percig, vagy amíg a dió aranybarna nem lesz, 5 percenként keverjük meg. Hűtsük le teljesen. Törje szét a nagyobb darabokat. Fedett edényben legfeljebb 1 hétig tárolható. 1 csésze lesz belőle.

KRÉMES ZELLERGYÖKÉRLEVES GYÓGYNÖVÉNYOLAJJAL

KÉSZÍTMÉNY:15 perc főzés: 30 perc: 4 adag<u>FÉNYKÉP</u>

A SZERÉNY ZELLERGYÖKÉR – NÉHA ZELLERNEK IS NEVEZIK– GÖCSÖRTÖS ÉS CSAVAROS, ÉS ŐSZINTÉN SZÓLVA, EGY KICSIT FURCSA. DE A FÁS BŐR ALATT EGY ROPOGÓS, DIÓÍZŰ GYÖKÉR TALÁLHATÓ, AMIBŐL – HA CSIRKEHÚSLEVESSEL ÉS PÜRÉVEL FŐZZÜK – KRÉMES, TISZTA ÍZŰ, SELYMES LEVEST KÉSZÍT. EGY CSEPP OLÍVAOLAJ FŰSZERNÖVÉNYEKKEL FOKOZZA, DE NEM ERŐSÍTI EL VARÁZSLATOS ÍZÉT.

1 kanál olívaolaj

1 póréhagyma szeletelve (csak fehér és világoszöld részek)

4 csésze csirke csontleves (lásd<u>bevételt</u>) vagy sózatlan csirkehúsleves

½ közepes zellergyökér (körülbelül 10 uncia), meghámozva és 1 hüvelykes kockákra vágva

½ fej karfiol kimagozva és rózsákra törve

¼ csésze olasz petrezselyem (lapos levél)

¼ csésze csomagolt bazsalikomlevél

¼ csésze olívaolaj

1 evőkanál friss citromlé

¼ teáskanál fekete bors

1. Egy nagy serpenyőben közepes lángon hevíts fel 1 evőkanál olívaolajat. Adjuk hozzá a póréhagymát; főzzük 4-5 percig, vagy amíg megpuhul. Adjuk hozzá a csirkehúslevest, a zellergyökeret és a karfiolt. Felforral; csökkenti a hőt. Fedjük le és főzzük 20-25 percig, vagy amíg a zöldségek megpuhulnak. Vegyük le a tűzről; hűtsd le egy kicsit.

2. Eközben a gyógynövényolajhoz aprítógépben vagy turmixgépben keverje össze a petrezselymet, a bazsalikomot és a ¼ csésze olívaolajat. Fedjük le, és dolgozzuk fel vagy turmixoljuk addig, amíg jól össze nem kverednek, és a fűszernövények nagyon apró darabokban nem lesznek. Öntse az olajat egy finom szitán keresztül egy kis tálba, és egy kanál hátával nyomja meg a fűszernövényeket, hogy a lehető legtöbb olajat kinyerje. Dobja el a gyógynövényeket; tedd félre a gyógynövényolajat.

3. Tegye át a zellergyökérkeverék felét egy konyhai robotgépbe vagy turmixgépbe. Fedjük le és dolgozzuk fel vagy turmixoljuk simára. Öntsük egy nagy tálba. Ismételje meg a maradék zellergyökér keverékkel. Tegye vissza az egész keveréket a serpenyőbe. Keverjük össze a citromlevet és a borsot; átmelegíteni.

4. Merőkanál levest tálakba. Meglocsoljuk gyógynövényolajjal.

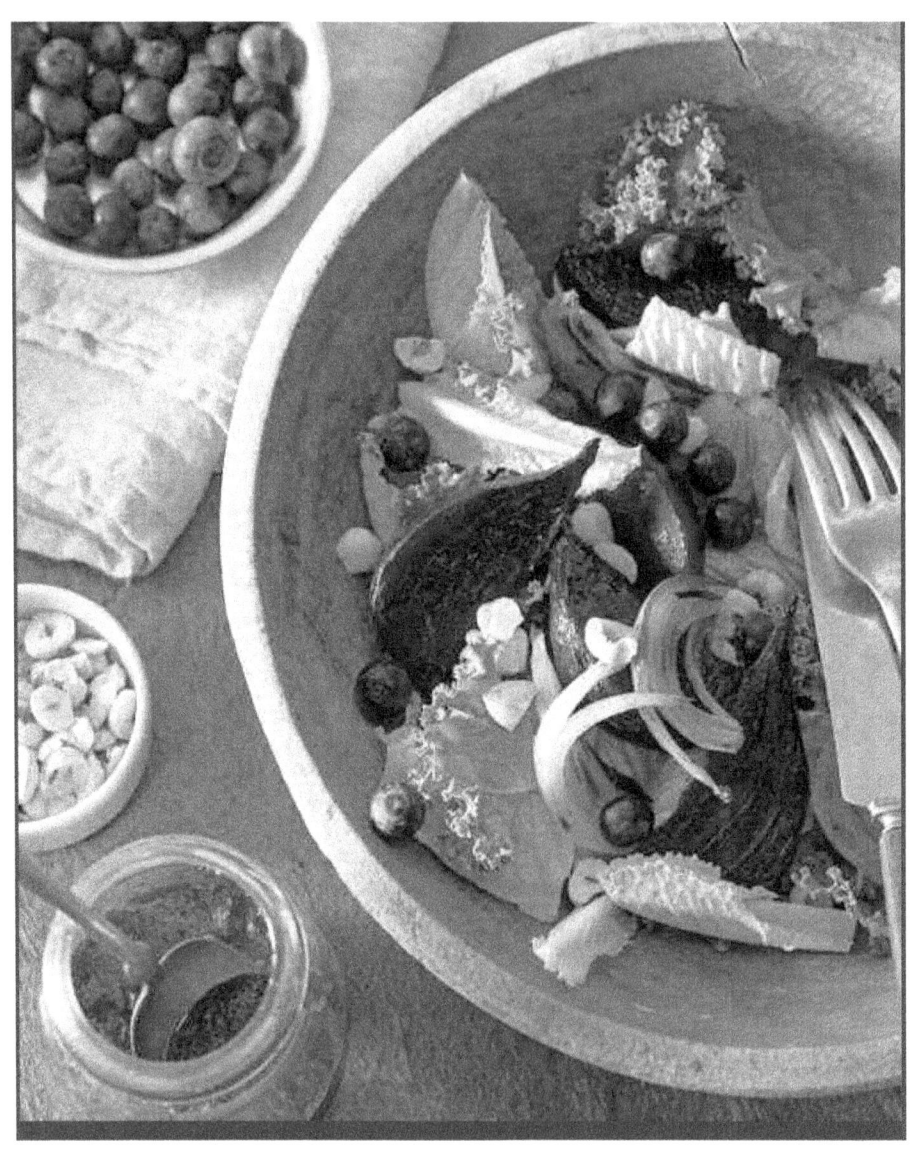

SÜLT DELICATA SQUASH ÉS SPENÓT SALÁTA

KÉSZÍTMÉNY:15 perc sütés: 12 perc: 4 adag

BÁR A DELICATA SÜTŐTÖK UGYANABBA A FAJBA TARTOZIK MINT A NYÁRI TÖK – MINT A CUKKINI ÉS A SÁRGATÖK – VALÓJÁBAN TÉLI TÖK. HALVÁNYSÁRGA BŐRÉT GYÖNYÖRŰ ZÖLD CSÍKOK HANGSÚLYOZZÁK. A PUHA, SÁRGA HÚS ÍZE KICSIT OLYAN, MINT AZ ÉDESBURGONYA ÉS A SÜTŐTÖK KERESZTEZÉSE. FŐZÉSKOR A VÉKONY BŐR ALIG ÉSZREVEHETŐ, EZÉRT NEM KELL LEHÚZNI.

3 delicata sütőtök (összesen kb. 2 font)

2 csokor metélőhagyma 1 hüvelykes darabokra vágva

2 evőkanál olívaolaj

⅛ teáskanál fekete bors

1 evőkanál citromfű fűszer (lásd bevételt)

8 uncia friss spenót

⅓ csésze pirított pepitas (tökmag)

½ csésze pörkölt fokhagymás vinaigrette (lásd bevételt)

1. Melegítse elő a sütőt 450°F-ra. A sütőtököt hosszában kettévágjuk, kivesszük a magokat, és ¼ hüvelyk vastagságú darabokra vágjuk. Egy nagy tálban keverje össze a sütőtököt, a metélőhagymát, az olívaolajat, a

borsot és a citromfű fűszereket; kabátba dobni. A sütőtökös keveréket egy nagy tepsibe terítjük. Süssük körülbelül 12 percig, vagy amíg puha és enyhén aranybarna nem lesz, egyszer megkeverjük. 2 percig hűtjük.

2. Egy extra nagy tálban keverjük össze a sült sütőtök keveréket, a spenótot és a tökmagot. A salátát meglocsoljuk sült fokhagymás vinaigrette-vel. Óvatosan keverjük össze, hogy bevonja.

ROPOGÓS BROKKOLIS SALÁTA

KÉSZÍTMÉNY:15 perc hideg: 1 óra elkészíti: 4-6 adag

EZ EGY NAGYON NÉPSZERŰ BROKKOLISALÁTÁRA EMLÉKEZTETAMI MEGJELENIK A NYÁRI GRILLEZÉSEKEN ÉS BOGRÁCSOZÁSOKON – ÉS UGYANOLYAN GYORSAN ELTŰNIK. EZ A VERZIÓ TISZTA PALEO. MINDEN ELEM MEGVAN – ROPOGÓS, KRÉMES ÉS ÉDES –, DE A SZÓSZBAN NINCS FELDOLGOZOTT CUKOR, ÉS A FÜSTÖSSÉGET A SÓMENTES FÜSTÖLT FŰSZEREZÉS ADJA, NEM PEDIG A NÁTRIUMMAL TELI SZALONNA.

¾ csésze Paleo Mayo (lásd bevételt)

1½ teáskanál füstölt fűszerezés (lásd bevételt)

3 teáskanál finomra reszelt narancshéj

5 teáskanál friss narancslé

5 teáskanál fehérborecet

1 csokor brokkoli kis virágokra vágva (kb. 5 csésze)

⅓ csésze kénmentes mazsola

¼ csésze apróra vágott vöröshagyma

¼ csésze pörkölt sózatlan napraforgómag vagy szeletelt mandula

1. Az öntethez egy kis tálban keverjük össze a Paleo Mayo-t, a Smoky Seasoning-ot, a narancshéjat, a narancslevet és az ecetet; félrehagyva.

2. Egy nagy tálban keverje össze a brokkolit, a mazsolát, a hagymát és a napraforgómagot. Öntsük az öntetet

brokkolis keverékre; jól keverjük össze. Tálalás előtt letakarjuk és legalább 1 órára hűtőbe tesszük.

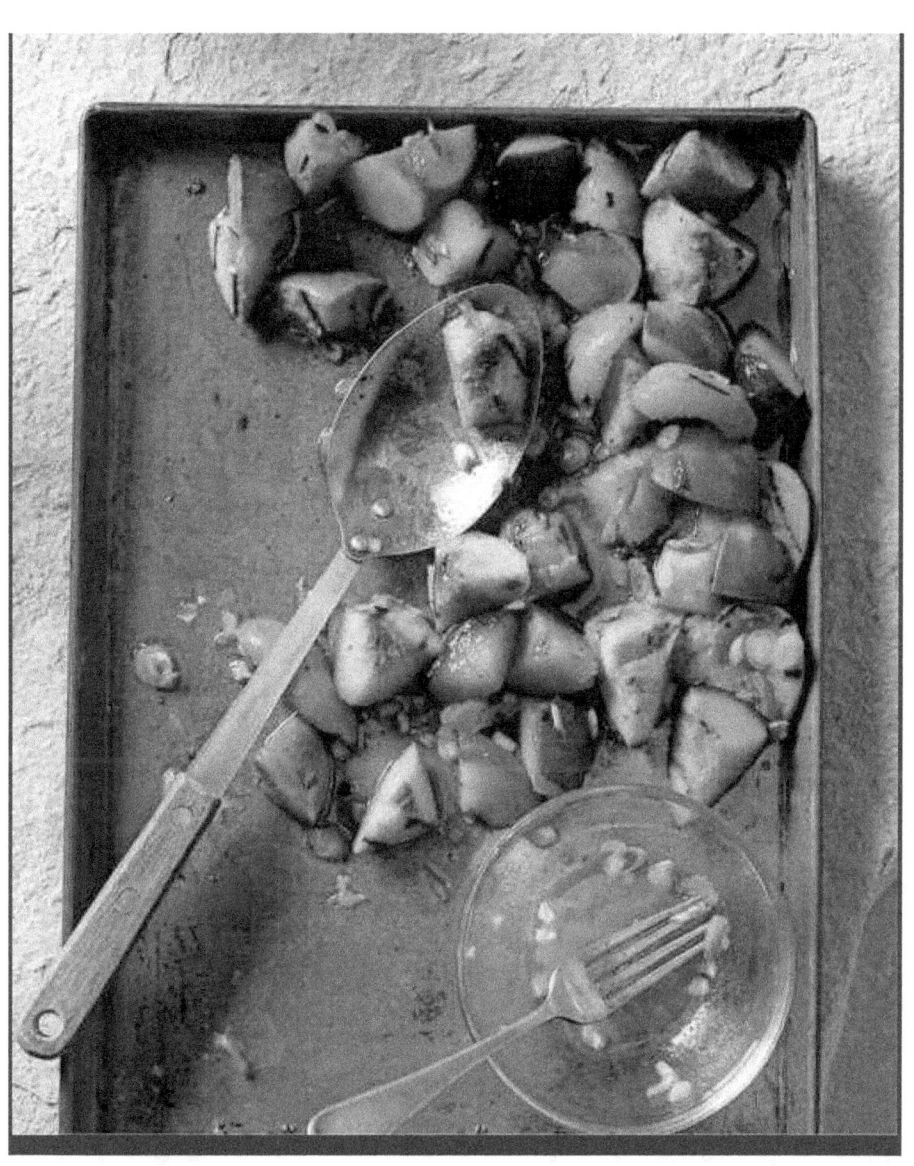

GRILLEZETT GYÜMÖLCSSALÁTA SNIDLINGES VINAIGRETTE-VEL

KÉSZÍTMÉNY:15 perc grill: 6 perc hideg: 30 perc Elkészítés: 6 adag<u>FÉNYKÉP</u>

HA ÉRDEKES ÍZT HOZUNK LÉTRE, AZ APRÓ DOLGOKEZ A FIÓK. A CSONTHÉJAS GYÜMÖLCSSALÁTÁHOZ KÉSZÜLT METÉLŐHAGYMA VINAIGRETTE OLÍVAOLAJBÓL, CAYENNE BORSBÓL, METÉLŐHAGYMÁBÓL ÉS EGY MANDARIN LEVÉBŐL KÉSZÜL, AMELYET GRILLEZÉS ELŐTT GRILLEZNEK – AMI EGY CSIPETNYI FÜSTÖSSÉGET AD, ÉS FOKOZZA A MANDARIN ÍZÉT.

2 őszibarack, hosszában félbevágva és kimagozva

2 szilva hosszában félbevágva és kimagozva

3 sárgabarack hosszában félbevágva és kimagozva

1 mandarin vagy narancs, keresztben félbevágva

½ teáskanál fekete bors

½ teáskanál paprika

3-4 evőkanál olívaolaj

2 újhagyma, vékonyra szeletelve

¼-½ teáskanál cayenne bors vagy paprika

1. Egy nagy tepsibe tegyük az őszibarackot, a szilvát, a sárgabarackot és a mandarint, vágott oldalukkal felfelé. Megszórjuk fekete borssal és ½ teáskanál paprikával.

Meglocsoljuk 1-2 evőkanál olívaolajjal, egyenletesen befedve a gyümölcsöt.

2. Faszén- vagy gázgrillnél a gyümölcsöt vágott oldalukkal lefelé, közvetlenül közepes lángon grillre helyezzük. Fedjük le és grillezzük 6 percig, vagy amíg elszenesedik és enyhén megpuhul, a grillezés felénél egyszer megfordítjuk. Hagyja kihűlni a gyümölcsöt, amíg könnyen kezelhető lesz. Vágja durvára az őszibarackot, a szilvát és a sárgabarackot; félrehagyva.

3. A szószhoz a mandarin felek levét egy kis tálkába préseljük ki (a magokat dobjuk ki). Adja hozzá a metélőhagymát, a maradék 2 evőkanál olívaolajat és a cayenne borsot a mandarinléhez; habverővel összekeverjük. Közvetlenül tálalás előtt keverjük össze a grillezett gyümölcsöt a szósszal.

ROPOGÓS CURRYS KARFIOL

ELEJÉTŐL A VÉGÉIG: 30 perc: 8-10 adag

NYERS KARFIOLBÓL KÉSZÜLT, EZ EGY NAGYSZERŰ ÉTEL EGY BOGRÁCSOZÁSHOZ. OLCSÓ, BŐSÉGES ADAGOKAT KÉSZÍT, ÉS AZ EMBEREK ÁRADOZNAK RÓLA (EZT SAJÁT RECEPTVIZSGÁLATUNKBÓL TUDJUK). MÉG JOBB, HA EGY NAPPAL KORÁBBAN ELKÉSZÍTHETŐ. CSAK TARTSA VISSZA A KORIANDER, A PEPITAS ÉS A MAZSOLA KEVERÉKET A TÁLALÁSIG.

1 fej karfiol (kb. 2 font)*

⅓ csésze olívaolaj

⅓ csésze friss citromlé (2 citromból)

⅓ csésze apróra vágott metélőhagyma

1 evőkanál sárga curry

1 teáskanál köménymag, pirítva (lásd tipp)

½ csésze apróra vágott friss koriander

½ csésze pepitas (tökmag) vagy szeletelt mandula, pirítva (lásd tipp)

½ csésze kénmentes arany mazsola

1. Távolítsa el a karfiol külső leveleit, és vágja le a szárát. Tegye a szárral lefelé egy vágódeszkára. Vágjuk nagyon vékony szeletekre, felülről lefelé. (Néhány darab szétesik.) Helyezze a karfiolt egy nagy tálba; törje szét az esetleges nagyobb darabokat. (Körülbelül 6 csésze karfiol kell.)

2. Egy kis tálban keverjük össze az olívaolajat, a citromlevet, a metélőhagymát, a curryport és a köménymagot. Öntsük a keveréket a karfiolra; kabátba dobni. Hagyja 10-15 percig pihenni, időnként megkeverve.

3. Közvetlenül tálalás előtt keverje hozzá a koriandert, a pepitát és a mazsolát.

*Megjegyzés: Romanesco karfiol használható itt, bár nem olyan széles körben elérhető, mint a hagyományos karfiol.

Elkészítési útmutató: Készítse el a salátát a 2. lépésben. Fedje le, és tegye a hűtőszekrénybe legfeljebb 24 órára, időnként megkeverve. Közvetlenül tálalás előtt keverje hozzá koriandert, pepitát és mazsolát.

NEOKLASSZIKUS WALDORF SALÁTA

KÉSZÍTMÉNY: 20 perc hidegen: 1 óra elkészítése: 4-6 adag

A KLASSZIKUS WALDORF SALÁTA A WALDORF ASTORIA HOTELBEN KÉSZÜLT NEW YORK-BAN. A LEGTISZTÁBB FORMÁJÁBAN ALMA, ZELLER ÉS MAJONÉZ KOMBINÁCIÓJA. A DIÓT – ÉS NÉHA A MAZSOLÁT – KÉSŐBB ADTÁK HOZZÁ. EZ A FRISS VÁLTOZAT KÖRTÉVEL ÉS ÁZSIAI KÖRTÉVEL KÉSZÜL – AMELYEKNEK AZ ALMÁHOZ HASONLÓ ÁLLAGA VAN –, ÉS SZÁRÍTOTT CSERESZNYÉVEL, FŰSZERNÖVÉNYEKKEL ÉS PIRÍTOTT DIÓVAL DÍSZÍTIK.

2 kemény, érett körte (például Bosc vagy Anjou), kimagozva és felkockázva

2 ázsiai körte kimagozva és felkockázva

2 evőkanál citromlé

2 szeletelt zellerszár

¾ csésze cukrozatlan szárított cseresznye vagy áfonya

1 evőkanál apróra vágott friss tárkony

1 evőkanál friss olasz petrezselyem (lapos levél), apróra vágva

¼ csésze kesudió krém (lásd bevételt)

2 evőkanál Paleo Mayo (lásd bevételt)

½ csésze apróra vágott pirított dió (lásd tipp)

1. Egy nagy tálban dobd össze a körtét és az ázsiai körtét a citromlével, a zellerrel, a cseresznyével és a fűszernövényekkel.

2. Egy kis tálban keverjük össze a kesudiókrémet és a Paleo Mayo-t; öntsük a körte keverékre, és óvatosan keverjük, hogy bevonja. 1 órára hűtőbe tesszük, hogy az ízek összeérjenek. Tálalás előtt szórjuk meg a salátát dióval.

ROSTON SÜLT ROMAINE SZÍVEK BAZSALIKOM ZÖLD ISTENNŐ ÖNTETTEL

KÉSZÍTMÉNY:15 perc grill: 6 perc: 6 adagFÉNYKÉP

EZ EGY STEAK KÉS ÉS VILLA SALÁTA.A RÓMAI SZÍVEK ELÉG ERŐSEK AHHOZ, HOGY ELLENÁLLJANAK A GRILLEZÉSNEK, ÉS A ROPOGÓS, ENYHÉN ELSZENESEDETT SALÁTA ÉS A KRÉMES FŰSZERES ÖNTET KOMBINÁCIÓJA EGYSZERŰEN KIVÁLÓ. EGY GRILLEZETT STEAK TÖKÉLETES KÍSÉRŐJE.

½ csésze Paleo Mayo (lásdbevételt)

½ csésze apróra vágott friss bazsalikom

¼ csésze apróra vágott friss petrezselyem

2 evőkanál apróra vágott friss metélőhagyma

3 evőkanál olívaolaj

2 evőkanál friss citromlé

1 evőkanál fehérborecet

3 római saláta szív, hosszában félbevágva

1 csésze szőlő- vagy koktélparadicsom félbevágva

Törött fekete bors

Apróra vágott friss bazsalikom (elhagyható)

1. Az öntethez konyhai robotgépben vagy turmixgépben keverje össze a Paleo Mayo-t, ½ csésze bazsalikomot,

petrezselymet, metélőhagymát, 2 evőkanál olívaolajat, citromlevet és ecetet. Fedjük le, és dolgozzuk fel vagy turmixoljuk simára és világoszöldre. Fedjük le és hűtsük le, amíg szükséges.

2. A maradék 1 evőkanál olívaolajat csorgassuk a félbevágott római saláta szívekre. Kezével egyenletesen dörzsölje az olajat minden oldalról.

3. Faszén- vagy gázsütőhöz a római salátát vágott oldalukkal lefelé közvetlenül közepes lángon grillre helyezzük. Fedjük le, és grillezzük körülbelül 6 percig, vagy amíg a saláta enyhén megpirul, és a grillezés felénél egyszer fordítsuk meg.

4. Tálaláskor az öntetet a grillezett római salátára kanalazzuk. A tetejére koktélparadicsommal, tört borssal és ha szükséges, további apróra vágott bazsalikomot teszünk.

RUKKOLA ÉS GYÓGYNÖVÉNY SALÁTA BUGGYANTOTT TOJÁSSAL

ELEJÉTŐL A VÉGÉIG: 20 perces elkészítési idő: 4 adag FÉNYKÉP

ECET HOZZÁADVA A BLANSÍROZÓ VÍZHEZ TOJÁSNÁL SEGÍTI A FEHÉRJE SZÉLEINEK GYORS MEGALVADÁSÁT, ÍGY JOBBAN MEGTARTJA FORMÁJÁT FŐZÉS KÖZBEN.

6 csésze rukkola

2 evőkanál apróra vágott friss tárkony

2 teáskanál apróra vágott friss kakukkfű

3-4 evőkanál klasszikus francia vinaigrette (lásd bevételt)

1 csésze szőlő- vagy koktélparadicsom, negyedekre vágva

3 nagy retek

4 csésze vizet

1 evőkanál almaecet

4 tojás

Törött fekete bors

1. A salátához egy nagy salátástálban keverjük össze a rukkolát, a tárkonyt és a kakukkfüvet. Meglocsoljuk 2-3 evőkanál klasszikus francia vinaigrette-vel; kabátba dobni. Osszuk el a salátát négy tálra. A tetejét paradicsommal; a salátákat hagyd félre.

2. Távolítsa el és dobja ki a retek tetejét és gyökerét; lereszeljük a retket. Tedd félre a retket.

3. Egy nagy serpenyőben keverje össze a vizet és az ecetet. Felforral. Csökkentse a hőt lassú tűzre (a kis buborékok feltörik a felületet). Törjünk egy tojást egy csésze tejszínbe, és óvatosan csúsztassuk a vízkeverékbe. Ismételje meg a többi tojással is, úgy, hogy azok ne érintkezzenek. Fedő nélkül főzzük körülbelül 3 percig, vagy amíg a fehérje megszilárdul és a sárgája sűrűsödni kezd. Vágjunk ki minden tojást egy lyukas kanállal, és tegyük a saláta tetejére. A salátákat meglocsoljuk a maradék 1 evőkanál vinaigrette-vel. Díszítsük reszelt retekkel és szórjuk meg borssal. Azonnal tálaljuk.

ÖRÖKÖS PARADICSOM- ÉS GÖRÖGDINNYE SALÁTA RÓZSASZÍN BORSSAL

ELEJÉTŐL A VÉGÉIG: 30 perces elkészítési idő: 6 adag FÉNYKÉP

EZ A NYÁR EGY TÁLBAN- ÉRETT, LÉDÚS ÖRÖKSÉG PARADICSOM ÉS GÖRÖGDINNYE. AZ ÖRÖKSÉGBŐL SZÁRMAZÓ PARADICSOM KEVERÉKÉVEL – BÁRMIT IS TERMESZT A KERTJÉBEN, TEGYE BE A CSA-DOBOZBA, VAGY VÁSÁROLJON A TERMELŐI PIACON – GYÖNYÖRŰ BEMUTATÓT KÉSZÍTHET.

1 miniatűr mag nélküli görögdinnye (4-4½ font)

4 nagy örökség paradicsom

¼ vöröshagyma, papírvékony szeletekre vágva

¼ csésze lazán csomagolt friss mentalevél

¼ csésze bazsalikomos chiffonade*

¼ csésze olívaolaj

2 evőkanál friss citromlé

1½ teáskanál rózsaszín bors

1. Távolítsa el a görögdinnye héját; vágjuk a dinnyét 1 hüvelykes darabokra. Paradicsom szár és mag; szeletekre vágjuk. Egy nagy tálon vagy egy nagy tálban keverje össze a görögdinnyedarabokat és a paradicsomszeleteket;

meccsre játszanak. Megszórjuk hagymával, mentával és bazsalikomos sifonnal.

2. Az öntethez egy szorosan záródó fedővel ellátott kis üvegben keverjük össze az olívaolajat, a citromlevet és a borsot. Fedjük le, és erőteljesen rázzuk össze. Meglocsoljuk a paradicsom- és görögdinnye salátát. Szobahőmérsékleten tálaljuk.

*Megjegyzés: Sifonádhoz a bazsalikomleveleket egymásra halmozzuk, és szorosan feltekerjük. A tekercset vékony szeletekre vágjuk, majd a bazsalikomot vékony csíkokra vágjuk.

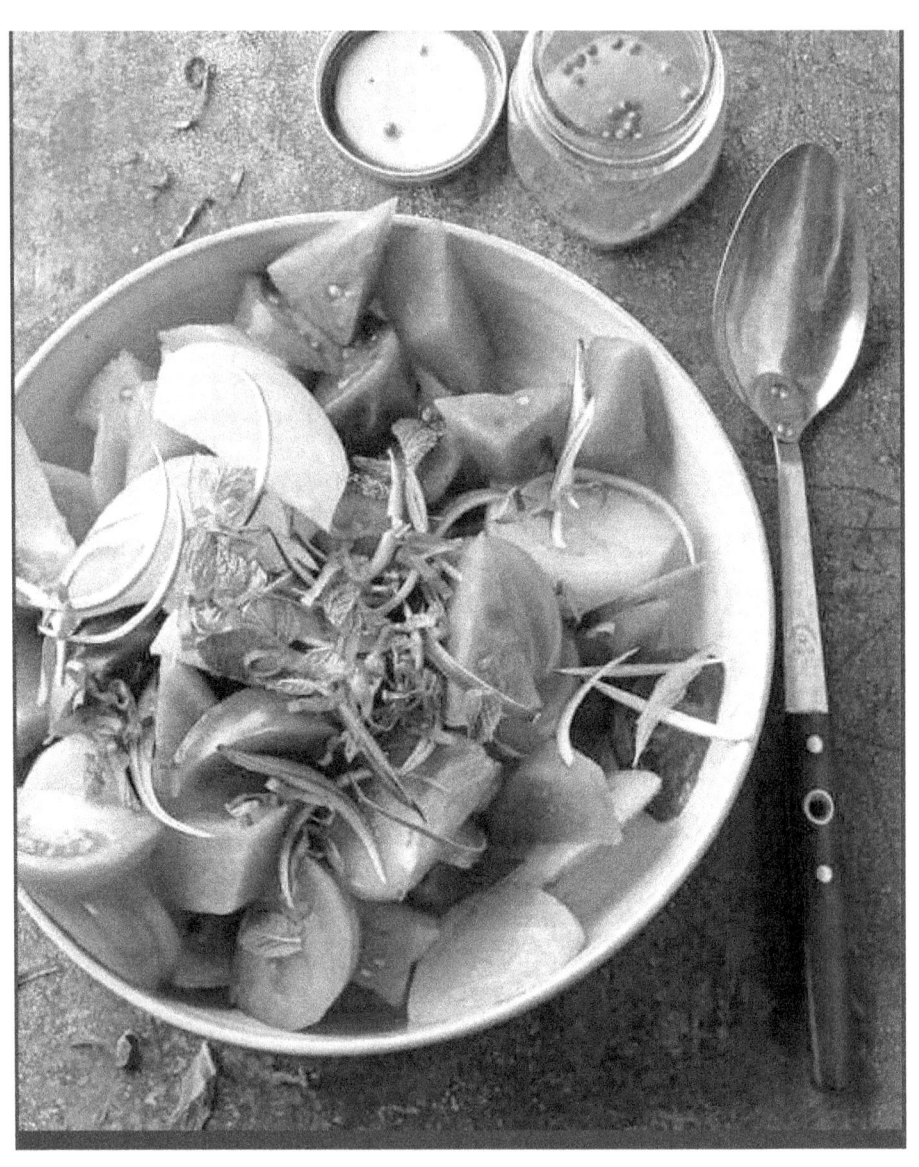

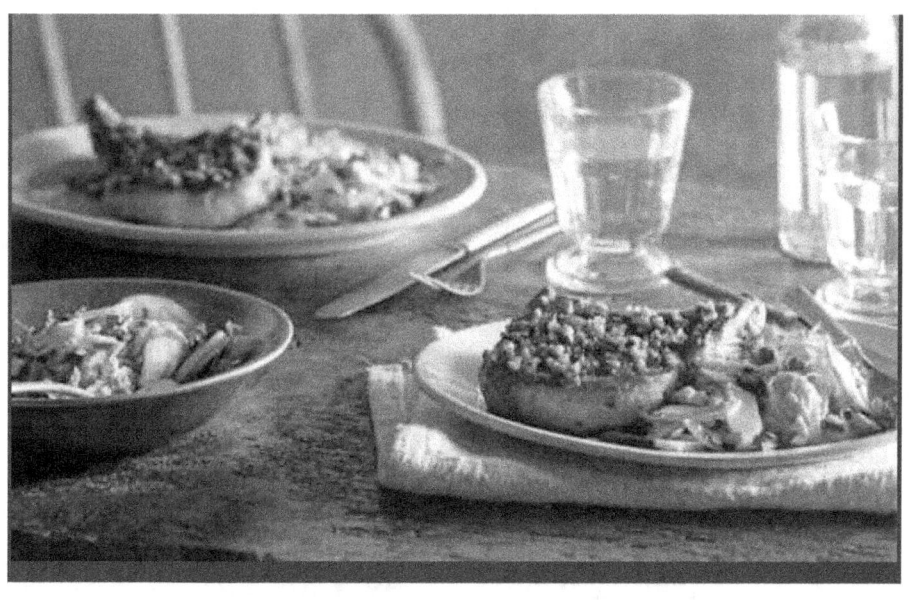

KELBIMBÓ ÉS ALMÁS SALÁTA

KÉSZÍTMÉNY:10 perc pihenés: 10 perc hozam: 6 adagFÉNYKÉP

A GRÁNÁTALMÁNAK ŐSSZEL ÉS TÉLEN VAN A SZEZONJA.MEGVÁSÁROLHATJA AZ EGÉSZ GYÜMÖLCSÖT, ÉS KIVONHATJA A MAGOKAT. VAGY KERESSE CSAK A MAGOKAT – MÁS NÉVEN ARILOKAT – KIS TÉGELYEKBEN A TERMÉK RÉSZBEN. HA A GRÁNÁTALMÁNAK NINCS SZEZONJA, KERESSEN CUKROZATLAN, FAGYASZTVA SZÁRÍTOTT MAGVAKAT, HOGY ROPOGÓSSÁ ÉS SZÍNESEBBÉ TEGYE EZT A SALÁTÁT.

12 uncia kelbimbó, vágott és fehérített levelekkel eltávolítva

1 Fuji vagy Pink Lady alma kimagozva és felnegyedelve

½ csésze Bright Citrus Vinaigrette (lásdbevételt)

⅓ csésze gránátalma mag

⅓ csésze szárított áfonya, ribizli vagy cseresznye hozzáadott cukor nélkül

⅓ csésze apróra vágott dió, pirított (lásdtipp)

1. Vágja fel a kelbimbót és az almát egy aprítópengével felszerelt konyhai robotgépben.

2. Tegye át a kelbimbót és az almát egy nagy tálba. Meglocsoljuk Bright Citrus Vinaigrette-vel; keverjük össze. 10 percig pihentetjük, időnként megkeverve. Adjuk hozzá a gránátalma magokat és az áfonyát. Tetejét dióval; azonnal tálaljuk.

BOROTVÁLT KELBIMBÓ SALÁTA

ELEJÉTŐL A VÉGÉIG: 15 perces elkészítési idő: 6 adag

A MEYER CITROM EGY KERESZTCITROM ÉS NARANCS KÖZÖTT. KISEBBEK, MINT A HAGYOMÁNYOS CITROMOK, A LEVÜK ÉDESEBB ÉS NEM ANNYIRA SAVAS. AZ ELMÚLT ÉVEKBEN SOKKAL KÖNNYEBBEN MEGTALÁLHATÓAK LETTEK, DE HA NEM TALÁLJA ŐKET, A SZOKÁSOS CITROM JÓL MŰKÖDIK.

1 font kelbimbó, levágott és elszíneződött leveleket eltávolítva

1 csésze durvára vágott dió, pirítva (lásd tipp)

⅓ csésze friss Meyer citromlé vagy hagyományos citromlé

⅓ csésze dióolaj vagy olívaolaj

1 gerezd fokhagyma apróra vágva

¼ teáskanál frissen őrölt fekete bors

1. Vágja fel a kelbimbót nagyon vékony szeletekre egy aprítópengével felszerelt konyhai robotgépben. Tegye át a csírákat egy nagy tálba; hozzáadjuk a pirított diót.

2. Az öntethez egy kis tálban keverjük össze a citromlevet, az olajat, a fokhagymát és a borsot. Ráöntjük a salátára és összekeverjük.

MEXIKÓI SALÁTA

KÉSZÍTMÉNY:20 perc pihentetés: 2-4 óra: 4 adag

VANNAK KÉNYELMI TERMÉKEKAMELY BEÉPÍTHETŐ A THE PALEO DIET®-BE – ÉS A CSOMAGOLT BROKKOLISALÁTA AZ EGYIK ILYEN. A LEGGYAKORIBB TÍPUS AZ APRÓRA VÁGOTT BROKKOLI, SÁRGARÉPA ÉS VÖRÖS KÁPOSZTA KEVERÉKE. HA EZEK AZ EGYETLEN ÖSSZETEVŐK A CÍMKÉN, NYUGODTAN HASZNÁLJA ŐKET. IDŐT TAKARÍTHAT MEG – ÉS MINDANNYIAN TÖBBET HASZNÁLHATUNK FEL BELŐLE.

1 kis vöröshagyma félbevágva és vékonyra szeletelve

¼ csésze almaecet

1 ½ csésze reszelt brokkoli (csomagolt brokkolisaláta)

½ csésze jicama, nagyon vékony csíkokra hámozva

½ csésze koktél- vagy szőlőparadicsom félbevágva

2 evőkanál apróra vágott friss koriander

2 evőkanál avokádó olaj

1 teáskanál mexikói fűszerezés (lásd<u>bevételt</u>)

1 közepes avokádó, félbevágva, kimagozva, meghámozva és apróra vágva

1. Egy kis tálban keverjük össze a lilahagymát és az ecetet. Dobd a kabáthoz. A hagymaszeleteket egy villa hátával nyomkodjuk meg. Fedjük le és hagyjuk állni szobahőmérsékleten 2-4 órán át, időnként megkeverve.

2. Egy nagy tálban keverje össze a brokkolit, a jicamát és a paradicsomot. Egy lyukas kanál segítségével tegyük át a hagymát a brokkolis keveréket tartalmazó tálba, az ecetet tartalékoljuk. Keverjük össze.

3. A szószhoz tegyünk egy tálba 3 evőkanál lefoglalt ecetet (a maradék ecetet dobjuk ki). Adjuk hozzá a koriandert, az avokádóolajat és a mexikói fűszereket. Meglocsoljuk a brokkolis keveréket, feldobjuk a bevonathoz.

4. Óvatosan keverje össze az avokádót; azonnal tálaljuk.

ÉDESKÖMÉNY SALÁTA

ELEJÉTŐL A VÉGÉIG: 20 perc: 4-6 adag

A TÁRKONYBAN ÉS AZ ÉDESKÖMÉNYBEN VAN ÁNIZSVAGY ÉDESGYÖKÉR ÍZŰ. HA EBBŐL EGY KICSIT KEVESEBBET SZERETNE, A TÁRKONY HELYETT VÁGOTT FRISS PETREZSELYEMMEL HELYETTESÍTSE.

2 kis édesköményhagyma, végét levágva és nagyon vékonyra szeletelve keresztben*

2 zellerszár, átlósan nagyon vékony szeletekre szeletelve

1 közepes piros alma, például Gala vagy Honeycrisp, juliened

¼ csésze olívaolaj

3 evőkanál pezsgőecet vagy fehérborecet

¼ teáskanál fekete bors

2-3 evőkanál apróra vágott friss tárkony

1. A salátához egy nagy tálban keverjük össze az édesköményt, a zellert és az almát; félrehagyva.

2. Az öntethez egy kis tálban keverjük össze az olajat, az ecetet és a fekete borsot. Salátára öntjük; meccsre játszanak. Megszórjuk tárkonnyal és újra összekeverjük.

*Tipp: Ha az édesköményt nagyon vékonyra szeretné szeletelni, használjon mandolint. A julienne hámozó vagy szeletelő hasznos az alma julienne csíkokra vágásához.

TEJSZÍNES SÁRGARÉPA ÉS KARALÁBÉ SALÁTA

KÉSZÍTMÉNY: 20 perc hidegen: 4-6 óra Elkészítés: 4 adag

ÚGY TŰNIK, A KARALÁBÉ UGYANABBAN A HELYZETBEN VANA KELBIMBÓ NÉHÁNY ÉVE MÉG A RENESZÁNSZ KÜSZÖBÉN ÁLLT AZ INNOVATÍV SZAKÁCSOK ÉS AZ EGÉSZSÉGTUDATOS EVŐK MIATT MINDENHOL. A KÁPOSZTÁNAK EZ A HAGYMÁS ROKONA ROPOGÓS ÉS LÉDÚS, NYERSEN VAGY FŐZVE IS FOGYASZTHATÓ. ITT FELAPRÍTVA ROPOGÓS SALÁTÁVÁ DOBJÁK, DE ZELLERGYÖKÉRREL VAGY SÁRGARÉPÁVAL MEGFŐZVE ÉS PÜRÉSÍTVE IS CSODÁLATOS – VAGY AKÁR VASTAG RUDAKRA VÁGVA, MINT A HÁZI KRUMPLI, OLÍVAOLAJON KISÜTVE, ÉS AZ ÁLTALAD VÁLASZTOTT KEVERÉKKEL FŰSZEREZVE (LÁSD"FŰSZERES KEVERÉKEK").

½ csésze Paleo Mayo (lásd bevételt)

2 evőkanál almaecet

½ teáskanál zellermag

½ teáskanál paprika

½ teáskanál fekete bors

2 kiló kis vagy közepes karalábé, meghámozva és durvára vágva

3 közepes sárgarépa durvára reszelve

1 pirospaprika félbevágva, kimagozva és nagyon vékonyra szeletelve

Apróra vágott friss petrezselyem (elhagyható)

1. Egy nagy tálban keverje össze a Paleo Mayo-t, az ecetet, a zellermagot, a paprikát és a borsot. Óvatosan beleforgatjuk a karalábét, a sárgarépát és a kaliforniai paprikát.

2. Fedjük le, és hűtsük 4-6 órán át. Tálalás előtt alaposan keverjük össze. Kívánság szerint megszórjuk petrezselyemmel.

FŰSZEREZETT SÁRGARÉPA SALÁTA

ELEJÉTŐL A VÉGÉIG:20 perces elkészítési idő: 4 adag<u>FÉNYKÉP</u>

EZ AZ ÉSZAK-AFRIKAI IHLETÉSŰ SÁRGARÉPA SALÁTANEM IS LEHETNE EGYSZERŰBB ELKÉSZÍTENI, DE AZ ÍZEK ÉS A TEXTÚRÁK ÖSSZETETTEK ÉS CSODÁLATOSAK. PRÓBÁLD KI SÁFRÁNYOS ÉS CITROMOS SÜLT CSIRKÉVEL (LÁSD<u>BEVÉTELT</u>) VAGY FRANCIA STÍLUSÚ BÁRÁNYSZELET GRÁNÁTALMÁS DATOLYA CHUTNEYVAL (LÁSD<u>BEVÉTELT</u>).

¼ csésze apróra vágott friss petrezselyem

½ teáskanál finomra reszelt citromhéj

¼ csésze friss citromlé

2 evőkanál olívaolaj

¼ teáskanál őrölt kömény

¼ teáskanál fahéjpor

¼ teáskanál füstölt paprika

¼ teáskanál őrölt pirospaprika

2 csésze durvára reszelt sárgarépa

½ csésze apróra vágott kimagozott, kimagozott datolya

¼ csésze szeletelt metélőhagyma

¼ csésze apróra vágott nyers, sótlan pisztácia

1. Egy nagy tálban keverjük össze a petrezselymet, a citromhéjat, a citromlevet, az olívaolajat, a köményt, a fahéjat, a paprikát és a törött pirospaprikát. Adjuk hozzá a sárgarépát, a datolyát és a zöldhagymát; feldobjuk, hogy bevonjuk mártással.

2. Közvetlenül tálalás előtt szórjuk meg a salátát a pisztáciával.

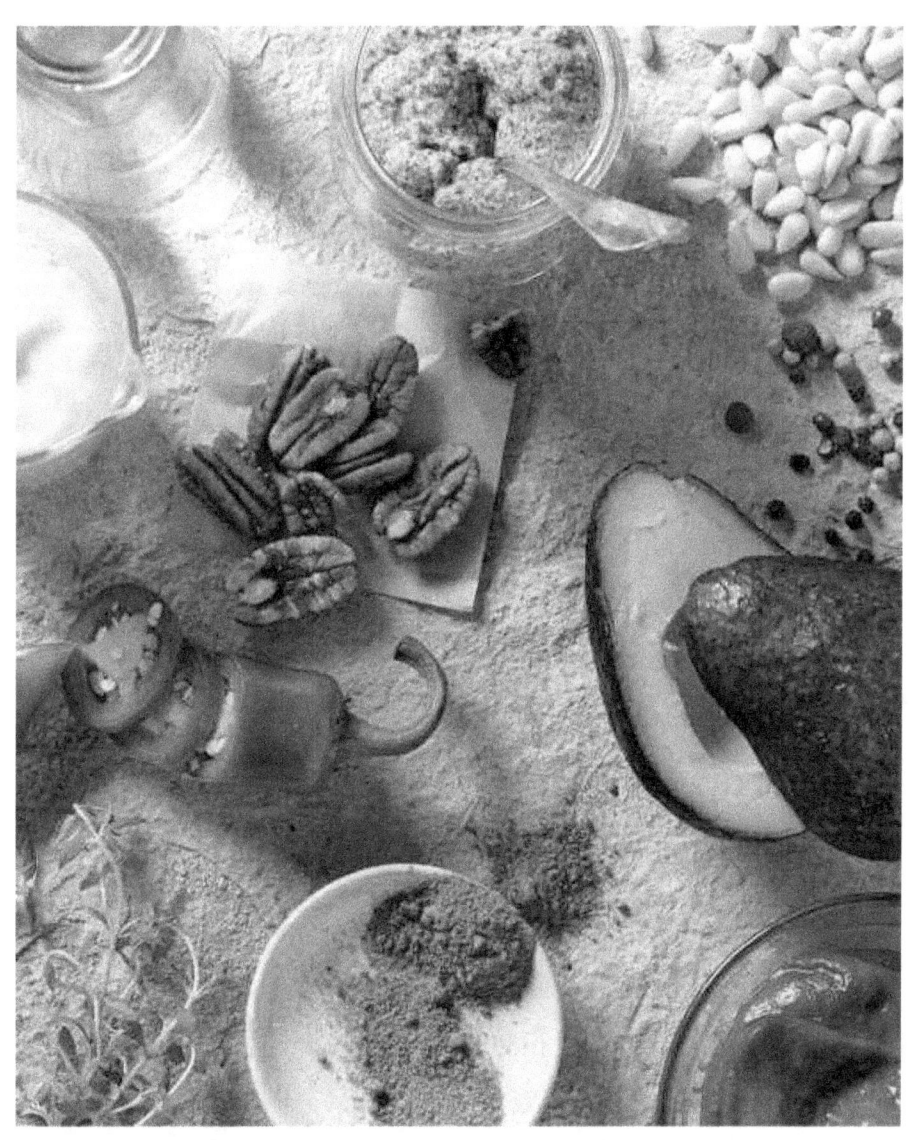

RUKKOLA PESTO

ELEJÉTŐL A VÉGÉIG: 15 PERC KÉSZÍTMÉNY: ¾ CSÉSZE

2 csésze szorosan csomagolt rukkolalevél

⅓ csésze pirított dió*

1 evőkanál finomra reszelt citromhéj (2 citromból)

1 gerezd fokhagyma

½ csésze dióolaj

¼-½ teáskanál fekete bors

1. Egy robotgépben keverjük össze a rukkolát, a diót, a citromhéjat és a fokhagymát. Impulzus a durva őrlésig. Járó processzor mellett vékony sugárban öntse a dióolajat a tálba. Borssal ízesítjük.

2. Azonnal használja fel, vagy ossza el a kívánt adagokra, és 3 hónapig fagyassza le szorosan lefedett tartályokban.

*Tipp: A dió pirításához egyetlen rétegben terítse el egy peremes tepsibe. Süssük 375 °F-os sütőben 5-10 percig, vagy amíg enyhén megpirulnak, dióval keverve vagy a serpenyőt egyszer-kétszer megrázva. Használat előtt hagyjuk teljesen kihűlni.

BAZSALIKOM PESTO

ELEJÉTŐL A VÉGÉIG: 15 PERC ELKÉSZÍTÉS: 1 ½ CSÉSZE

2 csésze csomagolt friss bazsalikomlevél

1 csésze csomagolt friss lapos petrezselyem

3 gerezd fokhagyma

½ csésze pirított fenyőmag (lásd tipp, felett)

1 csésze olívaolaj

¼ teáskanál frissen őrölt fekete bors

1. Egy robotgépben keverje össze a bazsalikomot, a petrezselymet, a fokhagymát és a fenyőmagot. Impulzus a durva őrlésig. A processzor futása közben vékony sugárban öntse az olívaolajat a tálba. Borssal ízesítjük.

2. Azonnal használja fel, vagy fagyassza le a kívánt adagokban, legfeljebb 3 hónapig szorosan lefedett tartályokban.

KORIANDER PESTO

ELEJÉTŐL A VÉGÉIG: 15 PERC KÉSZÍTMÉNY: ¾ CSÉSZE

2 csésze enyhén csomagolt friss korianderlevél

⅓ csésze fél pekándió, pirítva (lásd tipp, felett)

1 evőkanál finomra reszelt narancshéj (1 nagy narancsból)

1 gerezd fokhagyma

½ csésze avokádó olaj

⅛ teáskanál cayenne bors

1. Egy robotgépben keverje össze a koriandert, a diót, a narancshéjat és a fokhagymát. Impulzus a durva őrlésig. Járó processzor mellett vékony sugárban öntsük az avokádóolajat a tálba. Cayenne borssal ízesítjük.

2. Azonnal használja fel, vagy fagyassza le a kívánt adagokban, legfeljebb 3 hónapig szorosan lefedett tartályokban.

SALÁTAÖNTETEK

A PALEO ELFOGYASZTÁSÁNAK EGYIK LEGEGYSZERŰBB MÓDJA, HA GRILLEZÜNK VAGY MEGSÜTÜNK EGY DARAB HÚST, ÉS EGY NAGY SALÁTÁVAL PÁROSÍTJUK. A KERESKEDELMI FORGALOMBA KERÜLŐ PALACKOZOTT ÖNTET SÓVAL, CUKORRAL ÉS ADALÉKANYAGOKKAL VAN FELTÖLTVE. A KÖVETKEZŐ SZÓSZOK A FRISSESSÉGRŐL ÉS AZ ÍZRŐL SZÓLNAK. A MARADÉKOT LEGFELJEBB 3 NAPIG TÁROLJA A HŰTŐSZEKRÉNYBEN – VAGY HASZNÁLJON VINAIGRETTET PÁCKÉNT.

Fényes citrusos vinaigrette|Klasszikus francia vinaigrette|Mangós és citromos salátaöntet|Pörkölt fokhagymás vinaigrette|Pörkölt fenyőmag szósz

FÉNYES CITRUSOS VINAIGRETTE

ELEJÉTŐL A VÉGÉIG: 20 perc: kb 2 csésze

¼ csésze apróra vágott medvehagyma

2 teáskanál finomra reszelt narancshéj

2 teáskanál finomra reszelt citromhéj

2 teáskanál finomra reszelt citromhéj

½ csésze friss narancslé

¼ csésze friss citromlé

¼ csésze friss citromlé

2 evőkanál dijoni mustár (lásd<u>bevételt</u>) vagy 1 teáskanál száraz mustárt

⅔ csésze olívaolaj

¼ csésze apróra vágott friss petrezselyem, metélőhagyma, tárkony vagy bazsalikom

½–1 teáskanál fekete bors

1. Egy közepes tálban keverje össze a medvehagymát, a citrushéjat, a citrusleveket és a dijoni mustárt; 3 percig pihentetjük. Apránként hozzáadjuk az olívaolajat, amíg emulgeálódik. Adjuk hozzá a fűszernövényt és a borsot.

KLASSZIKUS FRANCIA VINAIGRETTE

KÉSZÍTMÉNY: 5 perc állás: 15 perc kb. 1¼ csésze

6 evőkanál friss citromlé

3 medvehagyma meghámozva és felaprítva

1 ½ evőkanál dijoni mustár (lásd bevételt)

1 csésze olívaolaj

1 evőkanál finomra vágott metélőhagyma (elhagyható)

1 evőkanál finomra vágott olasz petrezselyem (lapos levél) (opcionális)

2 teáskanál finomra vágott friss tárkony (elhagyható)

1. Egy közepes tálban keverjük össze a citromlevet és a medvehagymát. 15 percig pihentetjük.

2. Habosítsd bele a dijoni mustárt. Lassan, nagyon vékony sugárban keverje hozzá az olívaolajat, amíg a keverék besűrűsödik és emulgeálódik. Vinaigrette íz. Ha túl éles, tetszés szerint keverjünk hozzá Dijon-stílusú mustárt vagy olívaolajat.

3. Kívánság szerint tálalás előtt keverje össze a fűszernövényeket. Amikor a zöldeket vinaigrette-tel öntjük, adjunk hozzá frissen tört fekete borsot a tálba, és dobjuk fel. Tárolja a vinaigrettet szorosan lefedett tartályban a hűtőszekrényben legfeljebb 1 hétig.

MANGÓS ÉS CITROMOS SALÁTAÖNTET

ELEJÉTŐL A VÉGÉIG: 10 perc: kb 1 csésze

1 kis érett mangó meghámozva, kimagozva és durvára vágva

3 evőkanál dió- vagy kókuszolaj

1 teáskanál finomra reszelt citromhéj

2 evőkanál friss citromlé

2 teáskanál reszelt friss gyömbér

Csípős cayenne bors

1 evőkanál víz (elhagyható)

1. Aprítógépben vagy turmixgépben keverje össze a mangót, a dióolajat, a citromhéjat, a citromlevet, a gyömbért és a cayenne borsot. Fedjük le és dolgozzuk fel vagy turmixoljuk simára. Ha szükséges, hígítsa fel a szószt vízzel a kívánt állagúra. Fedjük le és tároljuk legfeljebb 1 hétig a hűtőszekrényben. Ha kókuszolajat használunk, használat előtt melegítsük szobahőmérsékletre a szószt.

PÖRKÖLT FOKHAGYMÁS VINAIGRETTE

KÉSZÍTMÉNY: 5 perc sütés: 30 perc pihentetés: 2 óra 5 perc: kb 1¼ csésze

1 közepes fokhagyma

¾ csésze olívaolaj

¼ csésze friss citromlé

1 teáskanál szárított görög oregánó, összetörve

1. Melegítse elő a sütőt 400°F-ra. Vágja le a fokhagymahagyma keskeny végét ¼ hüvelykkel; meglocsoljuk 1 teáskanál olívaolajjal. Tekerje a fokhagymát alufóliába. Süssük 30-35 percig, vagy amíg a fokhagyma aranybarna és nagyon puha nem lesz. Menő; fordítsa fejjel lefelé, és nyomja ki a fokhagymagerezdeket a hagymából egy kis tálba. Sima masszává törjük.

2. Egy közepes tálban keverjük össze a citromlevet és az oregánót. 5 percig pihentetjük. Belekeverjük a maradék olívaolajat. Belekeverjük a pirított fokhagymát. Hagyja a vinaigrettet szobahőmérsékleten 2 órán át állni, mielőtt felhasználná vagy hűtőszekrénybe helyezné. Legfeljebb 1 hétig tárolható hűtőszekrényben.

PÖRKÖLT FENYŐMAG SZÓSZ

KÉSZÍTMÉNY: 10 perc: kb 1 csésze

⅔ csésze fenyőmag (4 uncia), pirítva (lásd tipp)

1 teáskanál olívaolaj

½ csésze vizet

¼ csésze friss citromlé

1 gerezd fokhagyma apróra vágva

¼ teáskanál füstölt paprika

⅛ teáskanál cayenne bors

1. Turmixgépben vagy konyhai robotgépben keverje össze a fenyőmagot és az olívaolajat. Fedjük le és turmixoljuk vagy dolgozzuk simára. Adjuk hozzá a vizet, a citromlevet, a fokhagymát, a paprikát és a cayenne borsot. Fedjük le és turmixoljuk vagy dolgozzuk simára.

FŰSZER

A KETCHUPOT, A MUSTÁRT ÉS A MAJONÉZT NEMCSAK ÖNMAGUKBAN ÉRTÉKELIK KENHETŐKÉNT ÉS SZÓSZKÉNT, HANEM ÍZESÍTŐKÉNT ÉS KÖTŐANYAGKÉNT IS KULCSFONTOSSÁGÚ ELEMEI A RECEPTEKNEK – A KERESKEDELEMBEN ELŐÁLLÍTOTT FŰSZEREKBEN TALÁLHATÓ SÓNAK, CUKORNAK ÉS TARTÓSÍTÓSZERNEK AZONBAN NINCS HELYE A REALBAN. PALEO DIÉTA®. A KÖVETKEZŐ VÁLTOZATOK TÖKÉLETESEN PALEO-K ÉS TELE VANNAK ÍZEKKEL. EGYETLEN NYÁR SEM LENNE TELJES KERTI GRILLSÜTŐ ÉS NÉHÁNY FÜSTÖS GRILLHÚS NÉLKÜL, EZÉRT EGY SÓ- ÉS CUKORMENTES BARBECUE SZÓSZT IS MELLÉKELTÜNK. A HARISSA EGY TUNÉZIAI CSÍPŐS SZÓSZ. A CHIMICHURRI EGY ÍZLETES FŰSZERNÖVÉNY SZÓSZ ARGENTÍNÁBÓL.

<u>Dijon stílusú mustár|Harissa|Paleo ketchup|Barbecue szósz|Chimichurri szósz|Paleo Mayo</u>

DIJON STÍLUSÚ MUSTÁR

KÉSZÍTMÉNY: 10 perc állás: 48 óra teszi: 1¾ csésze

- ¾ csésze barna mustármag
- ¾ csésze almalé vagy cukrozatlan almabor
- ¼ csésze fehérborecet
- ¼ csésze száraz fehérbor vagy víz
- ½ teáskanál kurkuma
- 1-2 evőkanál vizet

1. Egy üvegtálban keverjük össze a mustármagot, az almalevet, az ecetet, a bort és a sáfrányt. Fedjük le szorosan és hagyjuk szobahőmérsékleten 48 órán át pihenni.

2. Tegye át a keveréket egy nagy teljesítményű turmixgépbe.* Fedje le, és keverje simára, adjon hozzá annyi vizet, hogy elérje a kívánt állagot. Ha légbuborékok képződnek, állítsa le és keverje össze a keveréket. A simább állag érdekében a kész mustárt finom szitán nyomd át.

3. Azonnal használja fel, vagy tárolja hűtőszekrényben, szorosan lezárt edényben legfeljebb 1 hónapig. (Tároláskor enyhül az íze.)

*Megjegyzés: Használhat normál turmixgépet, és nagy sebességgel dolgozhat; a mustár állaga nem lesz olyan sima.

HARISSA

KÉSZÍTMÉNY: 20 perc állás: 20 perc: kb. 2 csésze

8 guajillo chili, szár nélkül és kimagozva (lásd tipp)

8 ancho chili, szár nélkül és kimagozva (lásd tipp)

½ teáskanál köménymag

¼ teáskanál koriandermag

¼ teáskanál köménymag

1 teáskanál szárított menta

¼ csésze friss citromlé

3 evőkanál olívaolaj

5 gerezd fokhagyma

1. Helyezze a guajillo-t és a szardellákat egy nagy tálba. Annyi forrásban lévő vizet öntünk rá, hogy ellepje a paprikát. 20 percig pihentetjük, vagy amíg megpuhul.

2. Közben egy kis serpenyőben keverjük össze a köménymagot, a koriandermagot és a köménymagot. Közepes lángon pirítsuk a fűszereket 4-5 percig, vagy amíg illatos lesz, gyakran rázza meg a serpenyőt. Hagyjuk kihűlni. Tegye át a pirított magvakat egy fűszerdarálóba; adjunk hozzá mentát. Porrá őröljük. Félrehagyta.

3. Lecsepegtetjük a paprikát; a paprikát aprítógépbe tesszük. Adjuk hozzá az őrölt fűszereket, a citromlevet, az olívaolajat és a fokhagymát. Fedjük le és dolgozzuk

simára. Szorosan lezárt üveg vagy nem reakcióképes edénybe kell helyezni. Hűtőszekrényben legfeljebb 1 hónapig tárolható.

PALEO KETCHUP

KÉSZÍTMÉNY: 10 perc Állás: 10 perc Főzés: 20 perc Hűtés: 30 perc Elkészítés: kb. 3½ csésze

- ½ csésze mazsola
- 1 28 uncia konzerv sótlan paradicsompüré
- ½ csésze almaecet
- 1 kisebb hagyma, apróra vágva
- 1 gerezd fokhagyma apróra vágva
- ¼ teáskanál szegfűbors
- ¼ teáskanál fahéjpor
- ⅛ teáskanál őrölt alma
- ⅛ teáskanál őrölt szegfűszeg
- ⅛ teáskanál cayenne bors
- ⅛ teáskanál fekete bors

1. Egy kis tálban öntsük fel a mazsolát forrásban lévő vízzel. Hagyja 10 percig pihenni; csatorna.

2. Egy közepes lábasban keverje össze a mazsolát, a paradicsompürét, az ecetet, a hagymát, a fokhagymát, a szegfűborsot, a fahéjat, a buzogányt, a szegfűszeget, a cayenne borsot és a fekete borsot. Felforral; csökkenti a hőt. Fedő nélkül főzzük 20-25 percig, vagy amíg a hagyma megpuhul, gyakran kevergetve, nehogy megégjen. (Legyen óvatos, mert a keverék kifröccsen sütés közben.)

3. Vegyük le a tűzről. Hagyja hűlni körülbelül 30 percig, vagy amíg kissé meleg nem lesz. Tegye át egy nagy teljesítményű turmixgépbe* vagy konyhai robotgépbe. Fedjük le, és dolgozzuk fel vagy turmixoljuk a kívánt állagúra.

4. Ossza el két tiszta üvegedény között. Azonnal használd fel vagy fagyasztd le akár 2 hónapig. Hűtőszekrényben legfeljebb 1 hónapig tárolható.

*Megjegyzés: Használhat normál turmixgépet, de az állaga nem lesz olyan sima.

BARBECUE SZÓSZ

ELEJÉTŐL A VÉGÉIG: 45 perc: kb 4 csésze

2 kiló érett roma paradicsom, hosszában felnegyedelve és kimagozva

1 nagy édes hagyma, vékony szeletekre vágva

1 pirospaprika félbevágva és kimagozva

2 poblano paprika, félbevágva és kimagozva (lásd tipp)

2 teáskanál füstölt fűszerezés (lásd bevételt)

2 evőkanál olívaolaj

½ csésze friss narancslé

⅓ csésze mazsola

3 evőkanál almaecet

2 evőkanál paradicsompüré

1 kanál apróra vágott fokhagyma

⅛ teáskanál őrölt szegfűszeg

1. Egy extra nagy tálban keverje össze a paradicsomot, a hagymát, a kaliforniai paprikát, a poblano paprikát, a füstölt fűszereket és az olívaolajat. Helyezze a zöldségeket egy grillkosárba. Faszén- vagy gázgrill esetén helyezze a grillkosarat közvetlenül egy grillre közepes lángon. Fedjük le és grillezzük 20-25 percig, vagy amíg nagyon puha és elszenesedett, időnként megkeverve; vegyük le a grillről és hagyjuk kicsit kihűlni.

2. Egy kis serpenyőben forraljuk fel a narancslevet. Vegyük le a serpenyőt a tűzről, és adjuk hozzá a mazsolát; 10 percig pihentetjük.

3. Egy robotgépben vagy turmixgépben keverje össze a grillezett zöldségeket, a mazsolás keveréket, az ecetet, a paradicsompürét, a fokhagymát és a szegfűszeget. Fedjük le és dolgozzuk fel vagy turmixoljuk nagyon simára, szükség szerint kaparjuk le az oldalát. Tegye át a zöldségkeveréket egy nagy serpenyőbe. Forraljuk fel lassú tűzön; főzzük a kívánt állagúra.

CHIMICHURRI SZÓSZ

ELEJÉTŐL A VÉGÉIG: 20 perc: kb 2 csésze

2 csésze enyhén csomagolt friss olasz petrezselyem (lapos levél)

2 csésze enyhén csomagolt koriander

½ csésze enyhén csomagolt menta

½ csésze apróra vágott metélőhagyma

1 evőkanál darált fokhagyma (6 gerezd)

⅓ csésze vörösborecet

2 kénmentes aszalt sárgabarack, apróra vágva

⅛ teáskanál őrölt pirospaprika

¾ csésze olívaolaj

1. Egy robotgépben vagy turmixgépben keverje össze az összes hozzávalót. Fedjük le, és addig keverjük, amíg a hozzávalókat finomra vágjuk és össze nem keverjük, szükség szerint kaparjuk le az oldalukat.

PALEO MAYO

KÉSZÍTMÉNY: 45 perc állás: 45 perc: 3½ csésze

1 nagy vagy extra nagy tojás

1 evőkanál friss citromlé vagy fehérborecet

½ teáskanál száraz mustár

1 csésze dió, avokádó vagy olívaolaj, szobahőmérsékleten*

1. Hagyja a tojást szobahőmérsékleten 30 percig pihenni.

2. Törje fel a tojást egy magas, keskeny üvegedénybe (jól működik a széles szájú befőttesüveg). Adjunk hozzá citromlevet és száraz mustárt.

3. Óvatosan öntse bele az olajat. Hagyja, hogy a tojás az üveg aljára, az olaj alá kerüljön.

4. Helyezzen be egy turmixgépet, és nyomja az edény aljára. Kapcsolja be teljesen, és hagyja működni 20 másodpercig anélkül, hogy megmozdítaná. A majonéz elkezd formálódni, és az edény tetejére emelkedik. Lassan kezdje el felemelni a turmixgépet, amíg el nem éri az edény tetejét. Azonnal használja fel a majonézt, vagy tárolja hűtőszekrényben legfeljebb 1 hétig.

Paleo Aïoli (Fokhagyma-majo): Adjon hozzá 1 gerezd darált fokhagymát citromlével és mustárral a 2. lépésben.

Fűszeres Paleo Mayo: 2 evőkanál apróra vágott friss fűszernövényt a kész majonézbe. A jó lehetőségek közé tartozik a metélőhagyma, a petrezselyem, a tárkony és a bazsalikom – önmagában vagy bármilyen kombinációban.

Wasabi Paleo Mayo: Adjon hozzá 1 teáskanál teljesen természetes, tartósítószer-mentes wasabiport a citromlével és a mustárral a 2. lépésben.

Chipotle Paleo Mayo: a 2. lépésben adjon hozzá 2-3 teáskanál chipotle port lime levével és mustárral.

*Megjegyzés: Ha extra szűz olívaolajat használ, az olíva íze nyilvánvaló lesz a majonézben. Az enyhébb íz érdekében használjon dió- vagy avokádóolajat.

FŰSZERES KEVERÉKEK

EZEK A SOKOLDALÚ KEVERÉKEK TELJESEN SÓMENTESEK, ÉS ÍZEK SZÉLES VÁLASZTÉKÁT KÍNÁLJÁK.

Citromfűfűszer|Mediterrán fűszerezés|Mexikói fűszerezés|Füstölt fűszerezés|Cajun fűszerezés|Jamaicai Jerk fűszerezés

CITROMFŰFŰSZER

ELEJÉTŐL A VÉGÉIG: 5 perc: körülbelül ½ csésze

6 evőkanál szárított citromhéj

1 evőkanál Provence-i fűszernövény

2 teáskanál hagymapor

1 teáskanál fekete bors

1. Egy kis tálban keverje össze a citromhéjat, a Provence-i fűszernövényeket, a hagymaport és a borsot. Tárolja légmentesen záródó tartályban szobahőmérsékleten legfeljebb 6 hónapig. Használat előtt keverjük fel vagy rázzuk fel.

MEDITERRÁN FŰSZEREZÉS

ELEJÉTŐL A VÉGÉIG: 10 perc: kb. ⅓ csésze

2 teáskanál édesköménymag

1 teáskanál szárított rozmaring

1 evőkanál szárított oregánó

1 evőkanál szárított kakukkfű

2 teáskanál tartósítószermentes fokhagyma granulátum

1 teáskanál szárított citromhéj

1. Egy kis, száraz serpenyőben pirítsd meg az édesköménymagot közepesen alacsony lángon 1-2 percig, vagy amíg illatos lesz, időnként megrázva a serpenyőt. Vegyük le a tűzről; körülbelül 2 percig hűtjük. Tegye át a magokat egy fűszerdarálóba; porrá őröljük. Adjunk hozzá rozmaringot; addig őröljük, amíg a rozmaring durvára nem darálható. Tegye át az édesköményt és a rozmaringot egy kis tálba. Adjuk hozzá az oregánót, a kakukkfüvet, a fokhagymát és a citromhéjat. Tárolja légmentesen záródó tartályban szobahőmérsékleten legfeljebb 6 hónapig. Használat előtt keverjük fel vagy rázzuk fel.

MEXIKÓI FŰSZEREZÉS

ELEJÉTŐL A VÉGÉIG: 5 perc: körülbelül ¼ csésze

1 evőkanál köménymag

4 teáskanál paprika

1 evőkanál tartósítószermentes granulált fokhagyma

1 teáskanál szárított oregánó

½-1 teáskanál őrölt chipotle paprika vagy cayenne paprika (opcionális)

½ teáskanál fahéjpor

¼ teáskanál őrölt kurkuma

1. Egy kis, száraz serpenyőben pirítsa meg a köménymagot közepes-alacsony lángon 1-2 percig, vagy amíg illatos lesz, időnként megrázva a serpenyőt. Vegyük le a tűzről; körülbelül 2 percig hűtjük. Tegye át a magokat egy fűszerdarálóba; a köményt ledaráljuk. Tegyük át a köményt egy kis tálba. Keverje össze a paprikát, fokhagymát, oregánót, chipotle borsot (ha használ), fahéjat és kurkumát. Tárolja légmentesen záródó tartályban szobahőmérsékleten legfeljebb 6 hónapig. Használat előtt keverjük fel vagy rázzuk fel.

FÜSTÖLT FŰSZEREZÉS

ELEJÉTŐL A VÉGÉIG: 5 perc; körülbelül ½ csésze

¼ csésze füstölt paprika

4 teáskanál szárított narancshéj

2 teáskanál fokhagymapor

1 teáskanál hagymapor

1 teáskanál őrölt szegfűszeg

1 teáskanál szárított bazsalikom

1. Egy kis tálban keverjük össze a füstölt paprikát, a narancshéjat, a fokhagymaport, a hagymaport, a szegfűszeget és a szárított bazsalikomot. Tárolja légmentesen záródó tartályban szobahőmérsékleten legfeljebb 6 hónapig. Használat előtt keverjük fel vagy rázzuk fel.

CAJUN FŰSZEREZÉS

ELEJÉTŐL A VÉGÉIG: 5 perc: kb. ⅓ csésze

2 evőkanál paprika

1 kanál fokhagyma por

1 evőkanál hagymapor

2 teáskanál szárított kakukkfű, összetörve

2 teáskanál fehér bors

1½ teáskanál fekete bors

1 teáskanál cayenne bors

1 teáskanál szárított oregánó, összetörve

1. Egy kis tálban keverje össze a paprikát, fokhagymaport, hagymaport, kakukkfüvet, fehér borsot, fekete borsot, cayenne borsot és oregánót. Legfeljebb 6 hónapig légmentesen záródó edényben tárolandó. Használat előtt keverjük fel vagy rázzuk fel.

JAMAICAI JERK FŰSZEREZÉS

ELEJÉTŐL A VÉGÉIG: 5 perc: körülbelül ¼ csésze

1 evőkanál hagymapor
1 evőkanál szárított kakukkfű, összetörve
1½ teáskanál szegfűbors
1 teáskanál fekete bors
½ teáskanál őrölt szerecsendió
½ teáskanál fahéjpor
½ teáskanál őrölt szegfűszeg
¼ teáskanál cayenne bors

1. Egy kis tálban keverje össze a hagymaport, a kakukkfüvet, a szegfűborsot, a fekete borsot, a szerecsendiót, a fahéjat, a szegfűszeget és a cayenne borsot. Tárolja légmentesen záródó tartályban, hűvös, száraz helyen, legfeljebb 6 hónapig. Használat előtt keverjük fel vagy rázzuk fel.

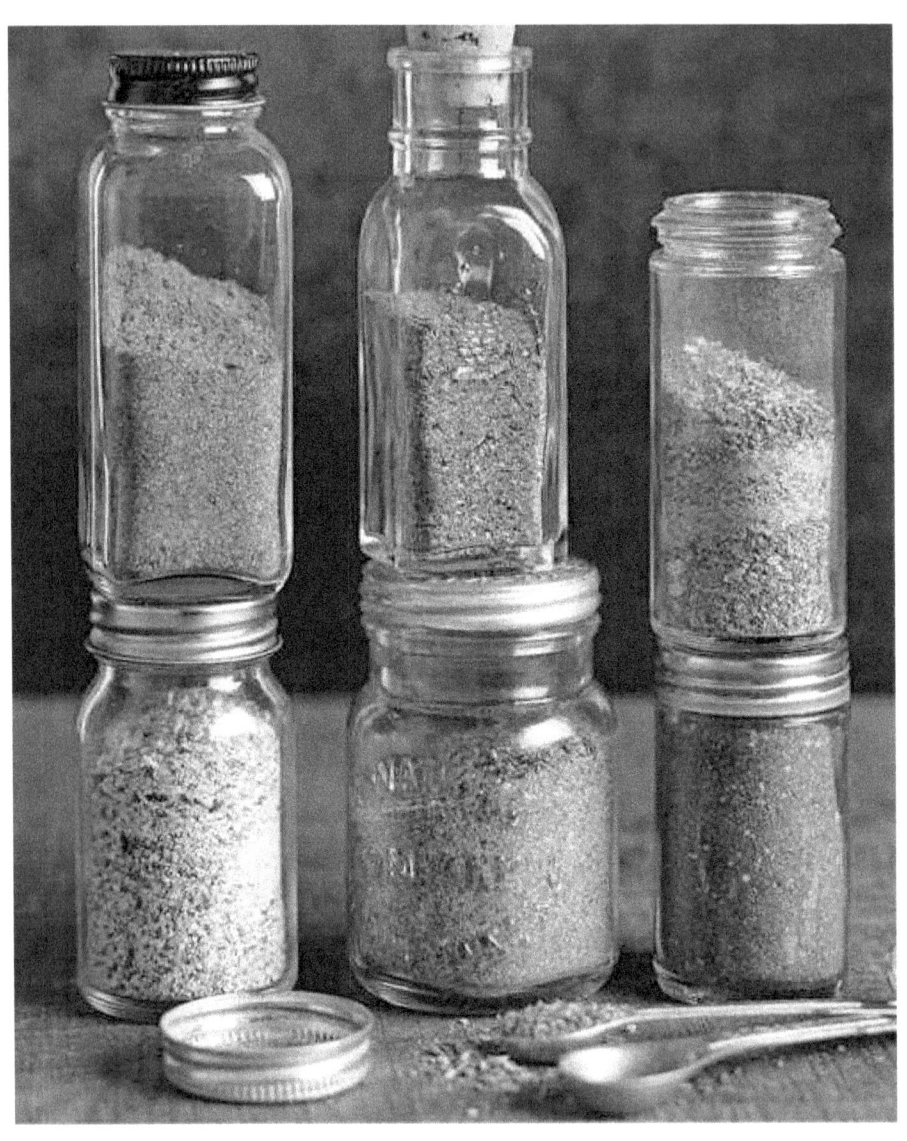

CITRUS-ÉDESKÖMÉNY SALSA

ELEJÉTŐL A VÉGÉIG: 20 perc: körülbelül 3 és fél csésze

1 csésze narancsszeletek* vagy szeletelt kumquat (2 kis narancs)
1 csésze vörös grapefruit szelet* (1-2 kis grapefruit)
¾ csésze borotvált édeskömény** (körülbelül ½ hagyma)
½ csésze kockára vágott gránátalmamag vagy édes paprika
¼ csésze apróra vágott friss tárkony vagy bazsalikom
¼ csésze apróra vágott friss petrezselyem
¼ teáskanál fekete bors

1. Egy nagy tálban óvatosan keverje össze a narancsot, a grapefruitot, az édesköményt, a gránátalma magokat, a tárkonyt, a petrezselymet és a borsot, amíg össze nem áll. A salsát buggyantott vagy grillezett hallal, tenger gyümölcseivel vagy csirkével tálaljuk.

*Tipp: A citrusfélék szegmentálásához vágja le az egész gyümölcs tetejét és alját. Helyezze az egyik vágott oldalt egy vágódeszkára, és egy késsel vágja le a héját a gyümölcs természetes ívét követve. A héj eltávolítása után tartsa a gyümölcsöt egy tál fölé, és vágja be a hártyák mindkét oldalát, hogy a szeleteket a tálba engedje. Miután eltávolította a szeleteket, nyomja rá a membránt a tálra, hogy kivonja a levet. Dobja el a membránt.

**Tipp: Az édeskömény borotválásához vágja le az édesköményhagyma szárát, és vágja ketté a hagymát felülről lefelé. Vágja ki a magot háromszög alakúra. Mandolin vagy nagyon éles szakácskéssel szeleteljük fel az édesköményt a lehető legvékonyabbra.

ROPOGÓS AVOKÁDÓ SALSA

ELEJÉTŐL A VÉGÉIG: 20 perc: körülbelül 1 ½ csésze

½ teáskanál finomra reszelt citromhéj

2 evőkanál friss citromlé

1 evőkanál avokádóolaj vagy olívaolaj

¼ teáskanál őrölt kömény (opcionális)

¼ teáskanál őrölt koriander (opcionális)

1 avokádó, meghámozva, kimagozva és kockákra vágva*

½ csésze mag nélküli és apróra vágott angol uborka

½ csésze apróra vágott vörös retek

¼ csésze vékonyra szeletelt metélőhagyma

¼ csésze apróra vágott friss koriander

½-1 jalapeño vagy serrano paprika kimagozva és apróra vágva (lásd tipp)

1. Egy közepes tálban keverjük össze a lime héját, a lime levét, az olajat, és ha szükséges, a köményt és a koriandert. Adjunk hozzá avokádót, uborkát, retket, mogyoróhagymát, koriandert és borsot. Óvatosan keverjük, amíg egyenletes bevonatot nem kapunk és elegyítjük.

*Tipp: Az avokádó jól vágásához vágja félbe, és magozza ki a gyümölcsöt. Egy kis késsel vágjon keresztbe keresztezett vonalakat a felek húsán egészen a bőrig, hogy kis négyzeteket hozzon létre. Egy kanál segítségével óvatosan helyezze a felvágott húst a tálba. Kis kocka avokádó legyen.

ÉDES HAGYMÁS ÉS UBORKÁS SALSA MENTÁVAL ÉS THAI CHILÉVEL

KÉSZÍTMÉNY: 20 perc hidegen: 2 óra Elkészítés: kb. 1 ½ csésze

½ mag nélküli uborka, apróra vágva

1 kis édes hagyma, apróra vágva

1 vagy 2 friss thai chili apróra vágva (lásd tipp), vagy szárított, zúzott thai chili

¼ csésze apróra vágott friss menta

½ teáskanál finomra reszelt citromhéj

2 evőkanál friss citromlé

2 evőkanál apróra vágott friss koriander

½ teáskanál őrölt koriander

1. Egy közepes tálban keverje össze az uborkát, a hagymát, a chilit, a mentát, a lime héját, a lime levét, a koriandert és a koriandert. Óvatosan keverjük össze.

2. Tálalás előtt letakarva legalább 2 órára hűtőbe tesszük.

GRILLEZETT ANANÁSZ SALSA VERDE

KÉSZÍTMÉNY: 15 perc grillezés: 5 perc: 4 csésze

½ friss ananász, meghámozva és kimagozva

10 friss közepes tomatillo, meghámozva és félbevágva

½ csésze apróra vágott zöld vagy piros paprika

¼ csésze apróra vágott friss koriander

3 evőkanál apróra vágott vöröshagyma

2 evőkanál friss citromlé

1 jalapeño kimagozva és apróra vágva (lásd tipp)

1. Vágja az ananászt ½ hüvelykes szeletekre. Faszén- vagy gázsütőnél helyezze az ananászt közvetlenül a grillre közepes lángon. Fedjük le, és grillezzük 5-7 percig, vagy amíg az ananász enyhén megpirul, a grillezés felénél egyszer fordítsuk meg. Az ananászt teljesen lehűtjük. Vágja fel az ananászt; mérjen ki 1½ csészét, és az esetleges felesleget tartsa fenn egy másik felhasználásra.

2. Vágja finomra a tomatillókat egy aprítópengével felszerelt konyhai robotgépben. Helyezze az apróra vágott tomatillókat egy közepes tálba. Adjuk hozzá a kaliforniai paprikát, a koriandert, a hagymát, a lime levét és a jalapenót. Adjunk hozzá 1 ½ csésze grillezett ananászt. Fedjük le és tegyük hűtőszekrénybe legfeljebb 3 napig.

RUBINVÖRÖS RÉPA SALSA

KÉSZÍTMÉNY:20 perc sütés: 45 perc hűtés: 1 óra hűtés: 1 óra Elkészítés: kb 5 csésze salsa

1½ kiló kis cékla

2 teáskanál olívaolaj

1 rubinvörös grapefruit vagy 2 vérnarancs, szeletelve (lásd tipp) és feldaraboljuk

½ csésze gránátalma mag

1 kis medvehagyma, finomra vágva

1 serrano paprika kimagozva és apróra vágva (lásd tipp)

½ csésze apróra vágott friss koriander

1. Melegítse elő a sütőt 400°F-ra. Vágja le a cékla tetejét és gyökérvégét; helyezzük egy nagy darab alufólia közepére. Meglocsoljuk olívaolajjal. Emeljük fel a fólia végeit, és hajtsuk össze, hogy lezárjuk. Süssük 45-50 percig, vagy amíg megpuhul. Hagyjuk teljesen kihűlni. A céklát meghámozzuk és apróra vágjuk.

2. Egy közepes tálban keverje össze az apróra vágott céklát, a grapefruitot, a gránátalma magokat, a medvehagymát, a koriandert és a serrano borsot. Tálalás előtt legalább 1 órára hűtőbe tesszük.

KRÉMEK ÉS VAJAK

BÁR A PALEO DIET® NEM TARTALMAZ TEJTERMÉKEKET, ELŐFORDUL, HOGY EGY KIS FRISS ÉS KRÉMES ÉTEL SOKAT AD EGY RECEPTHEZ. A KESUDIÓKRÉM A MEGOLDÁS. ÚGY KÉSZÜL, HOGY A NYERS, SÓZATLAN KESUDIÓT – LEHETŐLEG EGY ÉJSZAKÁRA – VÍZBE ÁZTATJUK, MAJD FRISS VÍZZEL TURMIXGÉPBEN SIMÁRA DARÁLJUK. AZ EREDMÉNY HIHETETLENÜL SOKOLDALÚ. LIME-MAL ÉS KORIANDERREL ÁTITATHATÓ, TACÓKRA CSEPEGTETHETŐ, VAGY FAHÉJJAL ÉS VANÍLIAKIVONATTAL KEVERVE MELEGEN SÜLT GYÜMÖLCSÖK TETEJÉRE HASZNÁLHATÓ. A FENYŐMAGVAJ JÓ HELYETTESÍTŐJE A TAHININEK MÁRTÁSOKBAN ÉS SZÓSZOKBAN.

Kesudió krém|Fenyőmagvaj

KESUDIÓ KRÉM

KÉSZÍTMÉNY: 5 perc pihenés: 4 óra éjszaka: kb. 2 csésze

1 csésze nyers, sótlan kesudió

Víz

1. Mossa meg a kesudiót; lecsepegtetjük és egy tálba vagy üvegbe tesszük. Adjunk hozzá annyi vizet, hogy körülbelül 1 hüvelykkel ellepje. Fedjük le és hagyjuk állni szobahőmérsékleten legalább 4 órán át, lehetőleg egy éjszakán át.

2. Csepegtessük le a kesudiót; öblítse le hideg víz alatt. Helyezze a kesudiót egy nagy teljesítményű turmixgépbe*, és adjon hozzá 1 csésze vizet; Simára dolgozzuk, az oldalát lekaparjuk.

3. Tárolja a kesudiókrémet légmentesen záródó edényben a hűtőszekrényben, legfeljebb 1 hétig.

*Megjegyzés: Használhat normál turmixgépet, és magas fokozaton dolgozhat; a krém állaga nem lesz olyan sima.

FENYŐMAGVAJ

ELEJÉTŐL A VÉGÉIG: 10 PERC ELKÉSZÍTÉS: 1 CSÉSZE

2 csésze fenyőmag

3 evőkanál avokádó olaj

1. Egy nagy serpenyőben pirítsa meg a fenyőmagot közepes lángon 5-8 percig, vagy amíg aranybarna nem lesz, folyamatos keverés mellett. Kicsit hűtsük le. Helyezze a diót és az olajat egy nagy teljesítményű turmixgépbe. Simára dolgozzuk. Legfeljebb 2 hétig tárolja légmentesen záródó edényben a hűtőszekrényben.

CSOKOLÁDÉVAL BEVONT ALMACHIPS

KÉSZÍTMÉNY:15 perc sütőben: 2 óra pihentetés: 1 óra 30 perc Elkészítés: 6-8 adag

MAGASAN FELDOLGOZOTT, CUKORRAL TELI CSOKOLÁDÉEZ NEM EGY PALEO ÖSSZETEVŐ. DE A PUSZTÁN KAKAÓBÓL ÉS VANÍLIÁBÓL KÉSZÜLT CSOKOLÁDÉ TELJESEN ELFOGADHATÓ. A GYÜMÖLCS TERMÉSZETES ÉDESSÉGE A CSOKOLÁDÉ GAZDAG ÍZÉVEL KOMBINÁLVA IGAZI ÉLVEZETTÉ VARÁZSOLJA EZEKET A ROPOGÓS, VÉKONY BURGONYA CHIPSEKET.

2 mézes ropogós vagy Fuji alma, kimagozva*

3 uncia cukrozatlan csokoládé, például Scharffen Berger 99%-os kakaószelet, apróra vágva

½ teáskanál finomítatlan kókuszolaj

¼ csésze apróra vágott dió vagy dió, pirítva (lásd tipp)

1. Melegítse elő a sütőt 225°F-ra. Két nagy tepsit kibélelünk sütőpapírral; félrehagyva. Mandolin segítségével keresztben vékonyan felszeleteljük az almát. Helyezze az almaszeleteket egy rétegben az előkészített lapokra. (Összesen kb. 24 szeletnek kell lennie.) Az almaszeleteket 2 órán át sütjük, a főzési idő felénél egyszer megforgatjuk. Kapcsolja ki a sütőt; Hagyja az almaszeleteket a sütőben 30 percig.

2. Egy kis serpenyőben a csokoládét és a kókuszolajat lassú tűzön, folyamatos kevergetés mellett simára hevítjük. Az

almaszeleteket meglocsoljuk az olvasztott csokoládéval. Megszórjuk dióval. Hagyja állni szobahőmérsékleten körülbelül 1 órát, vagy amíg a csokoládé megszilárdul.

*Tipp: A magházat késsel is levághatja, de az almapucoló sokkal könnyebbé teszi ezt a munkát.

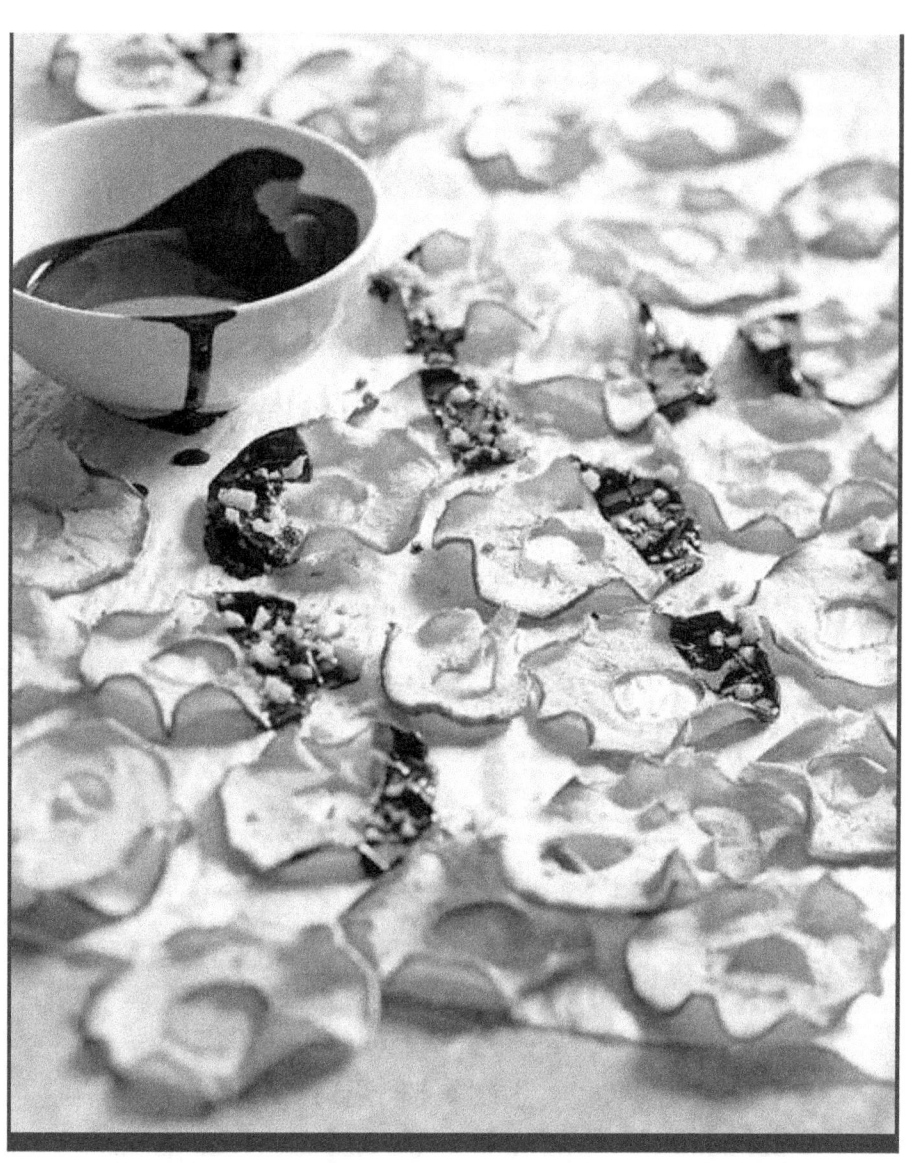

VASKOS CHUTNEY STÍLUSÚ ALMASZÓSZ

KÉSZÍTMÉNY: 15 perc Főzés: 15 perc Hűtés: 5 perc Elkészítés: 4 adag

AZ ALÁBB FELSOROLT ALMAFAJTÁK MEGLEHETŐSEN ÉDESEK. SAVANYÚ HELYETT, ÉS JÓ „SZÓSZOS" ALMÁNAK TARTJÁK. KÍVÁNSÁG SZERINT ¾ CSÉSZE ZÖLD TEÁT ALMABORRAL ÉS VÍZZEL HELYETTESÍTHET.

5 alma (például Jonathon, Fuji, McIntosh, Braeburn és/vagy Yellow Delicious)

½ csésze almabor

¼ csésze víz

2 ánizs csillag

3 csésze mazsola

1 kanál balzsamecet

½ teáskanál almás pite fűszer

¼ csésze apróra vágott dió vagy dió, pirítva (lásd tipp)

¼ teáskanál tiszta vanília kivonat

1. Az almát meghámozzuk és kimagozzuk; 1 hüvelykes darabokra vágjuk. Egy nagy serpenyőben keverje össze az almadarabokat, az almabort, a vizet és a csillagánizst. Közepes-magas lángon, állandó keverés mellett forraljuk fel. Csökkentse a hőt alacsonyra. Fedjük le és főzzük 10 percig. Keverjük össze a mazsolát, az ecetet és a

pitefűszert. Fedjük le és főzzük további 5-10 percig, vagy amíg az alma megpuhul. Vegyük le a tűzről. Fedjük le és hagyjuk hűlni 5 percig.

2. Távolítsa el a csillagánizst az almás keverékből. Burgonyanyomóval a kívánt állagúra törjük. Adjuk hozzá a diót és a vaníliát. Az almát melegen vagy letakarva tálaljuk, és legfeljebb 5 napig hűtjük.

SÜLT KÖRTE MORZSA

KÉSZÍTMÉNY: 20 perc főzés: 15 perc: 4 adag

EZ AZ ŐSZI DESSZERT EGY MIXTEXTÚRÁK ÉS HŐMÉRSÉKLETEK. A MELEG, PUHA SÜTŐBEN SÜLT KÖRTE TETEJÉT NARANCSOS ÉS VANÍLIÁS KESUDIÓKRÉM TÖLTI MEG – ÉS EGY ROPOGÓS, FŰSZEREZETT PEKÁNDIÓVAL MEGSZÓRJUK.

2 érett, kemény Anjou vagy Bartlett körte, félbevágva és kimagozva

2 teáskanál kókuszolaj vagy dióolaj

1 evőkanál kókuszolaj vagy dióolaj

¼ csésze egész sózatlan mandula, durvára vágva

¼ csésze sózatlan pepitas

¼ csésze kókuszreszelék

¼ teáskanál frissen reszelt szerecsendió

¼ csésze kesudió krém (lásd bevételt)

½ teáskanál finomra reszelt narancshéj

¼ teáskanál tiszta vanília kivonat

Frissen reszelt szerecsendió

1. Melegítse elő a sütőt 375°F-ra. Helyezze a körtét vágott oldalukkal felfelé egy sütőlapra; meglocsoljuk 2 teáskanál olajjal. Süssük körülbelül 15 percig, vagy amíg megpuhul. Hagyjuk kicsit hűlni.

2. Közben a diómorzsához közepes lángon hevíts fel 1 evőkanál olajat egy közepes serpenyőben. Adjunk hozzá

mandulát és pepitát; főzzük és keverjük 2 percig. Adjuk hozzá a kókuszt; főzzük és keverjük 1 percig, vagy amíg a dió és a kókusz megpirul. Megszórjuk ¼ teáskanál szerecsendióval; keverjük össze és hagyjuk kihűlni.

3. A szószhoz egy kis tálban keverjük össze a kesudiókrémet, a narancshéjat és a vaníliát. Helyezze a körtét az egyes tányérokra. Megszórjuk további szerecsendióval. A körtét meglocsoljuk a szósszal, és megszórjuk a diómorzsával.

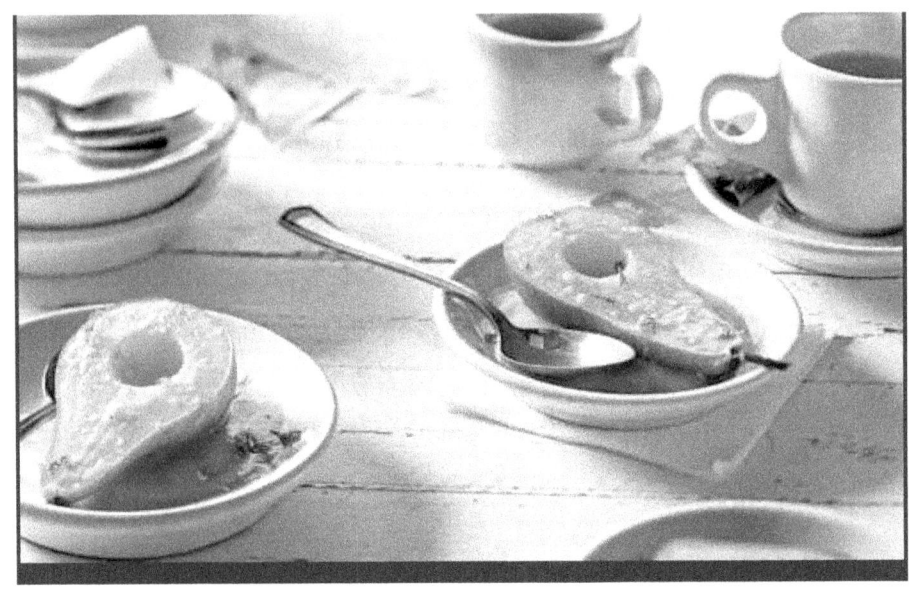

ZÖLD TEA ÉS GYÖMBÉR BUGGYANTOTT KÖRTE NARANCS- ÉS MANGÓPÜRÉVEL

KÉSZÍTMÉNY:30 perc főzés: 10 perc: 8 adag

EZ A RECEPT JÓ PÉLDAAMELYEN A LEGJOBB EREDMÉNYT ÉRHETI EL EGY NAGY TELJESÍTMÉNYŰ TURMIXGÉP HASZNÁLATÁVAL. EGY HAGYOMÁNYOS TURMIXGÉP JÓL MŰKÖDIK, DE EGY NAGY TELJESÍTMÉNYŰ TURMIXGÉP A NARANCSOS ÉS MANGÓS SALSÁT OLYAN SIMA LESZ, MINT A SELYEM.

2 csésze friss narancslé

2 csésze víz

2 evőkanál laza zöld tealevél vagy 3 zacskó zöldtea

4 közepes Bosc vagy Anjou körte, hosszában félbevágva és magház nélkül

2 evőkanál apróra vágott friss gyömbér

2 teáskanál finomra reszelt narancshéj

2 mangó meghámozva, kimagozva és apróra vágva

Frissen vágott menta

1. Egy közepes lábosban keverjük össze a narancslevet és a vizet. Felforral. Vegyük le a tűzről. Adjunk hozzá zöld teát. Hagyja hatni 8 percig. Szűrjük le a keveréket, és tegyük vissza a serpenyőbe. Adjuk hozzá a körte felét, a gyömbért

és 1 teáskanál narancshéjat. Forraljuk vissza a keveréket; csökkenti a hőt. Főzzük, fedő nélkül, körülbelül 10 percig, vagy csak addig, amíg a körte megpuhul. Egy lyukas kanál segítségével távolítsa el a körtét, és tartsa fenn az orvvadászat folyadékot. Hagyja a körtét és a folyadékot szobahőmérsékletre hűlni.

2. Egy robotgépben vagy turmixgépben keverje össze a mangót, 2 evőkanál húslevest és a maradék 1 teáskanál narancshéjat. Fedjük le, és dolgozzuk fel vagy turmixoljuk simára, a kívánt állag eléréséhez szükség szerint 1 evőkanálnyi pudingfolyadékot adunk hozzá.

3. Helyezzen 1 körte felét mind a nyolc tálalótányérra; Minden adagra kanalazunk egy kevés mangópürét. Megszórjuk apróra vágott friss mentával.

DATOLYASZILVA FAHÉJJAL ÉS KÖRTE SZÓSSZAL

KÉSZÍTMÉNY: 20 perc főzés: 10 perc: 4 adag

A DATOLYASZILVA ÁLTALÁBAN SZEZONBAN VAN OKTÓBERTŐL FEBRUÁRIG, LAKÓHELYÉTŐL FÜGGŐEN. ÜGYELJEN ARRA, HOGY FUYU - NE HACHIYA - DATOLYASZILVA-T VÁSÁROLJON. A FUYU DATOLYASZILVA HÉJA KEMÉNY LEHET. HA IGEN, CSAK ZÖLDSÉGHÁMOZÓVAL HÁMOZZUK MEG.

2 érett Bartlett körte, meghámozva, kimagozva és apróra vágva

⅓ csésze vizet

1 teáskanál friss citromlé

½ teáskanál fahéjpor

1 egész vaníliarúd

3 érett Fuyu datolyaszilva

⅓ csésze apróra vágott dió, pirított (lásd tipp)

⅓ csésze szárított áfonya vagy ribizli almalével édesítve

1. Egy kis serpenyőben keverje össze a körtét, a vizet, a citromlevet és a fahéjat; félrehagyva.

2. A vaníliarudat hosszában kettévágjuk. Tartsa a felét más felhasználásra. Egy kés hátával kaparjuk ki a vaníliarúd maradék feléből a magokat, és adjuk a körtékes keverékhez.

3. Főzzük a körte keveréket közepes-alacsony lángon 10-15 percig, vagy amíg a körte nagyon megpuhul, időnként megkeverve. (A főzési idő attól függ, hogy mennyire érett a körte.) Egy turmixgép segítségével turmixold simára a keveréket a serpenyőben. (Ha nem rendelkezik merülő turmixgéppel, tegye át a keveréket egy normál turmixgépbe; fedje le, és turmixolja simára.) Tegye át egy tálba; letakarva hűtőbe tesszük, amíg teljesen ki nem hűl.

4. A datolyaszilva elkészítéséhez vágja le és dobja el a szárvégeket. Vízszintesen kettévágjuk, és kivesszük a magokat. Vágja a datolyaszilva ½ hüvelykes darabokra.

5. Tálaláskor osszuk el a körtepürét négy tálba. A tetejére datolyaszilva, dió és áfonya kerül.

www.ingramcontent.com/pod-product-compliance
Lightning Source LLC
Chambersburg PA
CBHW050352120526
44590CB00015B/1662